Peter Naumann

Leitfaden für den Erwerb einer Arztpraxis

Vorbereitung und Abwicklung der Praxisübernahme

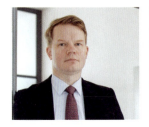 **Peter Naumann** ist mit seiner in Nürnberg gelegenen Kanzlei als Rechtsanwalt, Steuerberater und Wirtschaftsprüfer für die Angehörigen der Heilberufe tätig. Schwerpunkt seiner Tätigkeit bildet die laufende Steuer- und Rechtsberatung für niedergelassene Ärzte. Des Weiteren ist er Autor zahlreicher Fachveröffentlichungen.

DATEV eG, 90329 Nürnberg (Verlag)

© 2015 Alle Rechte, insbesondere das Verlagsrecht, allein beim Herausgeber. Dieses Buch und alle in ihm enthaltenen Beiträge und Abbildungen sind urheberrechtlich geschützt. Mit Ausnahme der gesetzlich zugelassenen Fälle ist eine Verwertung ohne Einwilligung der DATEV eG unzulässig.

Im Übrigen gelten die Geschäftsbedingungen der DATEV.

Printed in Germany

Wenng Druck GmbH, 91550 Dinkelsbühl (Druck)

Angaben ohne Gewähr

Titelbild: © yuuuu - fotolia.com

Stand: Februar 2015

DATEV-Artikelnummer: 36373/ 2015-02-01

E-Mail: literatur@service.datev.de   ISBN 978-3-944505-26-8

 Auch als E-Book erhältlich (DATEV-Art.-Nr.: 19307): ISBN 978-3-944505-27-5

Vorwort

Die vorliegenden Ausführungen richten sich an angestellte Mediziner, die sich mit dem Gedanken tragen, in die Selbständigkeit zu wechseln. Dieser Entschluss des Arztes ist mit vielen Fragen verbunden. Auf die wesentlichen rechtlichen, wirtschaftlichen und steuerlichen Gesichtspunkte der Selbständigkeit soll mit diesem Buch eine erste Antwort gegeben werden. Anhand der nachfolgenden Kapitel erhält der Arzt eine Orientierung, wie er bei Planung und Realisierung der Selbständigkeit vorgehen kann. Das vorliegende Buch kann hierbei die fachlich fundierte Beratung durch einen Steuerberater oder einen Rechtsanwalt nicht ersetzen. Die fachliche Unterstützung des Arztes durch einen Steuerberater sowie durch einen Rechtsanwalt ist für das Gelingen der Niederlassung wesentlich. Wie zu zeigen sein wird, können die steuer- und rechtsberatenden Berufe schon ab der Planungsphase wesentlich dazu beitragen, dass die Niederlassung für den Existenzgründer zum Erfolg wird.

Nürnberg, Februar 2015

Peter Naumann
Rechtsanwalt, Steuerberater, Wirtschaftsprüfer

Der Inhalt im Überblick

1	**Branchensituation in der Niederlassung**	9
1.1	Grundsätzliches	11
1.2	Hausärztliche Praxen	12
1.3	Anästhesiologie	13
1.4	Augenheilkunde	13
1.5	Chirurgie	14
1.6	Dermatologie	14
1.7	Gynäkologie	14
1.8	Hals-Nasen-Ohren-Heilkunde	14
1.9	Innere Medizin – Angiologie	15
1.10	Innere Medizin – Gastroenterologie	15
1.11	Innere Medizin – Hämatologie und Onkologie	15
1.12	Innere Medizin – Kardiologie	16
1.13	Innere Medizin – Pneumologie	16
1.14	Innere Medizin – Rheumatologie	16
1.15	Kinder- und Jugendmedizin	17
1.16	Kinder- und Jugendpsychiatrie und – psychotherapie	17
1.17	Nervenheilkunde	17
1.18	Neurologie	18
1.19	Orthopädie	18
1.20	Psychiatrie	18
1.21	Psychosomatische Medizin und Psychotherapie	19
1.22	Psychotherapie	19
1.23	Radiologie	19
1.24	Urologie	20

2	**Bewertung einer Arztpraxis**	**21**
2.1	Grundsätzliches	23
2.2	Ermittlung der zukünftige Erträge	24
2.3	Sachwert der Praxis	25
2.4	Wert des Patientenstamms	26
2.5	Beispiel für die Bewertung des Patientenstamms	28
2.6	Schwachstellen an Praxiswertgutachten	29
2.7	Praxiswertermittlung aus der Finanzierungshöhe	30
2.8	Weitere Bewertungsmethoden	31
3	**Kaufpreisfinanzierung**	**33**
3.1	Finanzierungsformen	35
3.1.1	Tilgungsdarlehen	35
3.1.2	Annuitätendarlehen	36
3.1.3	Endfälliges Darlehen	36
3.2	Öffentliche Förderung	39
3.2.1	Kreditanstalt für Wiederaufbau	39
3.2.2	Förderbanken der Bundesländer	39
3.2.3	Zuschüsse der Bundesagentur für Arbeit	40
3.2.4	Gründungszuschuss	40
3.2.5	Eingliederungszuschuss	41
3.2.6	Förderprogramme zur Verbesserung der ärztlichen Versorgung	41
3.3	Leasing	42
4	**Die vertragsärztliche Zulassung**	**43**
4.1	Grundsätzliches	45
4.2	Zulassung durch Nachbesetzungsverfahren	45
4.2.1	Beendigung der Zulassung des Praxisabgebers	46
4.2.2	Fortführungsfähige Praxis	46
4.2.3	Ausschreibungsantrag	47
4.2.4	Prüfung des Ausschreibungsantrages	47

4.2.5	Ausschreibung des Vertragsarztsitzes	48
4.2.6	Wer darf sich auf den Vertragsarztsitz bewerben	48
4.2.7	Entscheidung des Zulassungsausschusses	49
4.2.8	Widerspruch gegen die Entscheidung des Zulassungsausschusses	50
4.3	Eingeschränkte Zulassung (Job-Sharing)	51
4.4	Tätigkeit als angestellter Vertragsarzt	51
4.5	Neuerungen durch das GKV-Versorgungsstärkungsgesetz	53
5	**Vertragsabschlüsse bei Praxisübernahmen**	**55**
5.1	Vorvertragliche Bindung der Parteien	57
5.2	Schriftformerfordernis	58
5.3	Verhältnis der vertragsärztlichen Zulassung zum Praxiskaufvertrag	59
5.4	Notwendiger Inhalt eines Praxiskaufvertrages	60
5.4.1	Kaufgegenstand	60
5.4.2	Praxiskaufpreis, Fälligkeit	61
5.4.3	Abgrenzung der Honoraransprüche	61
5.4.4	Konkurrenzschutzklausel	62
5.4.5	Übergabe der Patientendatei; Verpflichtung zur Berufsverschwiegenheit	63
5.4.6	Rücktritt vom Vertrag	66
5.5	Praxismietvertrag	67
5.6	Haftungsfragen bei Praxisabgeber und Praxisübernehmer	68
5.7	Schriftformklausel; Salvatorische Klausel	69
5.8	Schlichtungs- und Schiedsgerichtsklausel	69
5.9	Anwaltsgebühren für die Beratung bzw. Erstellung eines Praxiskaufvertrages	70

6	**Niederlassungsformen bei Ärzten**	**71**
6.1	Einzelpraxis	73
6.2	Praxisgemeinschaft	73
6.3	Berufsausübungsgemeinschaft	74
6.3.1	Grundsätzliches zur BAG	74
6.3.2	Vor- und Nachteile der gemeinsamen Berufsausübung	74
6.3.3	Gründung einer BAG	75
6.3.4	Eintritt in eine bestehende BAG	75
6.3.5	Beendigung einer BAG	76
6.4	Medizinisches Versorgungszentrum (MVZ)	77
6.4.1	Grundsätzliches	77
6.4.2	Tätigkeit im MVZ als angestellter Arzt	77
6.5	Konsiliar- und Belegarzttätigkeit	78
7	**Steuerberatung für Praxisgründer**	**79**
7.1	Aufgabe und Funktion des Steuerberaters	81
7.1.1	Grundsätzliches	81
7.1.2	Finanzbuchhaltung	82
7.1.3	Abwicklung der Lohnbuchführung	83
7.1.4	Steuerliche Gewinnermittlung, Steuererklärungen	83
7.1.5	Voraussichtliche Gesamtkosten einer Einzelpraxis	84
7.2	Fragebogen des Finanzamts	84
7.3	Bemessung der Vorauszahlungshöhe	85
7.4	Steuerliche Abschreibung des Patientenstamms	86
7.5	Steuerliche Abschreibung der vertragsärztlichen Zulassung	86
7.6	Umsatzsteuer in der Arztpraxis	88
7.6.1	Erbringung von Heilbehandlungen	88
7.6.2	Betrieb einer Praxisgemeinschaft	89
7.7	Gewerbesteuer in der Arztpraxis	90
7.7.1	Einzelpraxis	90
7.7.2	Gemeinschaftspraxis	90

8	**Arbeitsrecht in der Arztpraxis**	**93**
8.1	Beendigungsformen eines Anstellungsverhältnisses	95
8.1.1	Aufhebungsvertrag	95
8.1.2	Kündigung	95
8.2	Kündigungsschutz beim Anstellungsverhältnissen	96
8.2.1	Betriebsübergang	96
8.2.2	Allgemeiner Kündigungsschutz	96
8.2.3	Sonderkündigungsschutz	97
8.3	Konkurrenzschutzklauseln in Anstellungsverträgen	97
8.4	Abwerbung von Mitarbeitern	98
9	**Versicherungen für die Arztpraxis**	**99**
9.1	Berufshaftpflichtversicherung	101
9.2	Krankenversicherung	101
9.3	Berufsunfähigkeitsversicherung	102
9.4	Gesetzliche Unfallversicherung	102
9.5	Weitere Praxisversicherungen	103
9.5.1	Praxisinventarversicherung	103
9.5.2	Betriebsunterbrechungsversicherung	103
9.5.3	Betriebsausfallversicherung	103
9.5.4	Elektronikversicherung	103
9.6	Beratung in Bezug auf Versicherungen	104
10	**Anhang: Vertragsmuster**	**105**
10.1	Praxiskaufvertrag	107
10.2	Anstellungsvertrag für einen Arzt	118
10.3	Anstellungsvertrag für Arzthelferin	127

Stichwortverzeichnis 139

1 | Branchensituation in der Niederlassung

1 Branchensituation in der Niederlassung

1.1 Grundsätzliches

Der Entschluss, in die Selbständigkeit als Arzt oder Zahnarzt zu wechseln, wird bei den meisten jungen Medizinern durch zwei Faktoren motiviert: Die Verbesserung der Einkommenssituation und die Verbesserung der Work-Life-Balance. Die laufende Presseberichterstattung über die wirtschaftliche Situation der Ärzte und deren zeitlicher Belastung schreckt viele junge Mediziner vor dem Wechsel in die Selbständigkeit ab. Insbesondere die öffentlich geführten Auseinandersetzungen bei den Honorarverhandlungen der Ärzte prägen das Bild in der Öffentlichkeit. Es lohnt sich deshalb, einen näheren Blick auf die Situation der niedergelassenen Ärzte in Deutschland zu werfen. Das Zentralinstitut für die kassenärztliche Versorgung in Deutschland gibt in seinem Jahresbericht vom 14.03.2014 das Einkommen je Praxisinhaber im Jahr 2010 mit durchschnittlich 138.000 Euro an. Hierbei konnten 25 % der Niedergelassenen nur einen Überschuss von bis zu 80.800 Euro erwirtschaften. Eine gleich große Gruppe von niedergelassenen Ärzten war in der Lage, einen Jahresüberschuss von mehr als 174.900 Euro zu erzielen. Unter Berücksichtigung der Inflationsrate ist das Einkommen der Ärzte im Zeitraum von 2008 bis 2010 um durchschnittlich 3,6 % jährlich gestiegen. Das durchschnittliche Nettoeinkommen eines niedergelassenen Arztes in Deutschland gibt das Zentralinstitut für die kassenärztliche Versorgung mit 68.708 Euro an. Dies sind 5.725 Euro, welche dem Arzt nach Abzug von Steuern und Sozialabgaben für seine private Lebensführung zur Verfügung stehen.

Die Arbeitszeitbelastung eines niedergelassenen Arztes betrug im Jahr 2010 durchschnittlich 50 Stunden in der Woche, wobei dem Arzt 29 Abwesenheitstage für Urlaub möglich waren. Einschließlich Fortbildung und Krankheitstage werden im Jahr 37 Abwesenheitstage ermittelt. Diejenigen Ärzte, welche an der Erhebung des Zentralinstituts der kassenärztlichen Versorgung teilgenommen habe, bewerten ihre Situation als Vertragsarzt als gut bis sehr gut, wobei ein enger Zusammenhang zwischen der ärztlichen Arbeitszeit und der Bewertung der eigenen beruflichen Situation festgestellt wurde.

Es fällt somit auf, dass sowohl die Einkommensentwicklung als auch die Bewertung des eigenen Berufes von der öffentlichen Wahrnehmung abweicht.

1 Branchensituation in der Niederlassung

Da es innerhalb der einzelnen Facharztgruppen große Abweichungen beim Einkommen bestehen, werden die Spezifika der einzelnen Facharztgruppen näher betrachtet. Die nachfolgend angegebenen statistischen Werte wurden – falls nicht anders vermerkt – dem Jahresbericht des Zentralinstitutes für die kassenärztliche Versorgung in Deutschland vom 14.03.2014 entnommen.

1.2 Hausärztliche Praxen

Die Vertragsärzteschaft unterteilt sich in Hausärzte und Fachärzte. Im Jahr 2012 waren rund 45 % aller niedergelassenen Vertragsärzte hausärztlich tätig. Im System der kassenärztlichen Honorarverteilung besteht seit 01.07.2010 eine Trennung zwischen der haus- und der fachärztlichen Vergütung. Das Vergütungsvolumen der Hausärzte kann sich deshalb unabhängig von demjenigen der Fachärzte entwickeln.

In der hausärztlichen Niederlassung dominiert weiterhin die Einzelpraxis. Nur ein geringer Teil der niedergelassenen Hausärzte kann sich in den nächsten Jahren vorstellen, in eine Gemeinschaftspraxis, eine Praxisgemeinschaft oder ein MVZ zu wechseln.[1]

Das durchschnittliche Einkommen der Hausärzte (Allgemeinmediziner und hausärztliche Internisten) lag im Jahr 2010 bei rund 140.000 Euro. Hierbei entfielen ca. 83 % der Honorareinnahmen auf die kassenärztliche Versorgung. Privathonorare und sonstige Einnahmen kommen auf durchschnittlich 17 %. In Stadtlagen ist der Anteil des privatärztlichen Honorars oft höher. In den neuen Bundesländern ist der Privatversichertenanteil demgegenüber niedriger, als in den alten Bundesländern. Im Zeitraum 2008 bis 2010 erfolgte eine Steigerung des Jahresüberschusses für die Hausärzte um 10,7 %. Die Einkommenssituation der Hausärzte verbessert sich mit steigendem Umsatz der Praxis. Wird der durchschnittliche Jahresumsatz einer hausärztlichen Praxis von 260.000 Euro überschritten, steigt auch der Überschuss der Praxis kontinuierlich. Bei einem Jahresumsatz von 500.000 Euro beträgt der durchschnittliche Jahresüberschuss bereits 284.000 Euro (Quelle: DATEV e.G. Branchenvergleich Ärzte).

---

[1] Ärztemonitor 2014, Umfrage des infas Institut für angewandte Sozialwissenschaft GmbH im Auftrag der Kassenärztlichen Bundesvereinigung (KVB) und des Verbandes der niedergelassenen Ärzte Deutschlands e.V. (NAV-Virchow-Bund)

Von der Summe aller Ausgaben einer hausärztlichen Praxis nehmen die Personalkosten mit 53 % den größten Anteil ein. Der Mietaufwand inklusive Nebenkosten betrug durchschnittlich 12 % aller Ausgaben. Diese vorstehenden Verhältniszahlen sind wichtig, um als Praxisgründer die Rentabilität einer Abgeberpraxis beurteilen zu können.

Die wöchentliche Arbeitszeit der Hausärzte betrug 51 Stunden in der Woche. Hierbei entfielen 8 Stunden auf Tätigkeiten ohne Patienten, 3 Wochenarbeitsstunden auf Notdienste und 4 Stunden in der Woche auf das Praxismanagement. Insgesamt beurteilten 59 % der Hausärzte ihre Situation als Vertragsarzt als gut bzw. als sehr gut, 34 % der Hausärzte gaben an, dass sie ihre Situation als weniger gut empfanden.

1.3 Anästhesiologie

Bei den Anästhesiologen betrug der Praxisgewinn im Jahr 2010 durchschnittlich 160.000 Euro. Im Zeitraum 2008 bis 2010 hatte sich der Praxisgewinn in dieser Facharztgruppe um 16 % gesteigert. Innerhalb der Gesamtkosten einer anästhesiologischen Praxis entfallen 41 % auf die Personalaufwendungen und 14 % auf den Mietaufwand. Die durchschnittliche Wochenarbeitszeit betrug 47 Stunden in der Woche. 57 % der Anästhesisten bezeichneten ihre Situation als Vertragsarzt als gut bzw. als sehr gut.

1.4 Augenheilkunde

Bei den Augenärzten betrug der Praxisgewinn im Jahr 2010 durchschnittlich 155.000 Euro. Im Zeitraum 2008 bis 2010 hatte sich der Praxisgewinn in dieser Facharztgruppe um 5,4 % gesteigert. Rund 40 % der Einnahmen einer augenärztlichen Praxis entfallen auf Privatversicherte und sonstige Einnahmen. Der Kassenanteil an den Einnahmen beträgt durchschnittlich 60 %. Auf der Seite der Ausgaben einer augenärztlichen Praxis entfallen 48 % auf die Personalaufwendungen und 12 % auf den Mietaufwand. Die durchschnittliche Wochenarbeitszeit betrug 47 Stunden in der Woche. 34 % der Augenärzte bezeichneten ihre Situation als Vertragsarzt als gut bzw. als sehr gut.

1 Branchensituation in der Niederlassung

1.5 Chirurgie

Bei den Chirurgen betrug der Praxisgewinn im Jahr 2010 durchschnittlich 160.000 Euro. Im Zeitraum 2008 bis 2010 hatte sich der Praxisgewinn in dieser Facharztgruppe um 6 % gesteigert. Innerhalb der Gesamtkosten einer chirurgischen Praxis entfallen 45 % auf die Personalaufwendungen und 14 % auf den Mietaufwand. Die durchschnittliche Wochenarbeitszeit betrug 53 Stunden in der Woche. 33 % der Chirurgen bezeichneten ihre Situation als Vertragsarzt als gut bzw. als sehr gut.

1.6 Dermatologie

Bei den Dermatologen betrug der Praxisgewinn im Jahr 2010 durchschnittlich 150.000 Euro. Im Zeitraum 2008 bis 2010 hatte sich der Praxisgewinn in dieser Facharztgruppe um 10 % gesteigert. Innerhalb der Gesamtkosten einer dermatologischen Praxis entfallen 48 % auf die Personalaufwendungen und 13 % auf den Mietaufwand. Die durchschnittliche Wochenarbeitszeit betrug 49 Stunden in der Woche. 40 % der Dermatologen bezeichneten ihre Situation als Vertragsarzt als gut bzw. als sehr gut.

1.7 Gynäkologie

In der Facharztgruppe der Gynäkologe betrug der Praxisgewinn im Jahr 2010 durchschnittlich 148.000 Euro. Im Zeitraum 2008 bis 2010 hatte sich der Praxisgewinn in dieser Facharztgruppe um 5,9 % gesteigert. Innerhalb der Gesamtkosten einer gynäkologischen Praxis entfallen 45 % auf die Personalaufwendungen und 13 % auf den Mietaufwand. Die durchschnittliche Wochenarbeitszeit betrug 47 Stunden in der Woche. 51 % der Gynäkologen bezeichneten ihre Situation als Vertragsarzt als gut bzw. als sehr gut.

1.8 Hals-Nasen-Ohren-Heilkunde

Bei den HNO-Ärzten betrug der Praxisgewinn im Jahr 2010 durchschnittlich 153.000 Euro. Im Zeitraum 2008 bis 2010 hatte sich der Praxisgewinn in dieser Facharztgruppe um 3,2 % verringert. Innerhalb der Gesamtkosten einer HNO-Praxis entfallen 49 % auf die Personalaufwendungen und 14 % auf den Mietaufwand. Die durchschnittliche Wochenarbeitszeit betrug 49 Stunden in der Woche. 36 % der HNO-Ärzte bezeichneten ihre Situation als Vertragsarzt als gut bzw. als sehr gut.

1.9 Innere Medizin – Angiologie

Bei den Internisten auf dem Gebiet der Angiologie betrug der Praxisgewinn im Jahr 2010 durchschnittlich 165.000 Euro. Im Zeitraum 2008 bis 2010 hatte sich der Praxisgewinn in dieser Facharztgruppe um 29,4 % gesteigert. Innerhalb der Gesamtkosten einer internistischen Praxis entfallen 40 % auf die Personalaufwendungen und 14 % auf den Mietaufwand. Die durchschnittliche Wochenarbeitszeit betrug 51 Stunden in der Woche. 57 % der Internisten auf dem Gebiet der Angiologie bezeichneten ihre Situation als Vertragsarzt als gut bzw. als sehr gut.

1.10 Innere Medizin – Gastroenterologie

Bei den Internisten auf dem Gebiet der Gastroenterologie betrug der Praxisgewinn im Jahr 2010 durchschnittlich 233.000 Euro. Im Zeitraum 2008 bis 2010 hatte sich der Praxisgewinn in dieser Facharztgruppe um 0,6 % verringert. Innerhalb der Gesamtkosten einer internistischen Praxis entfallen 43 % auf die Personalaufwendungen und 11 % auf den Mietaufwand. Die durchschnittliche Wochenarbeitszeit betrug 55 Stunden in der Woche. 62 % der Internisten auf dem Gebiet der Gastroenterologie bezeichneten ihre Situation als Vertragsarzt als gut bzw. als sehr gut.

1.11 Innere Medizin – Hämatologie und Onkologie

Bei den Internisten auf dem Gebiet der Hämatologie und Onkologie betrug der Praxisgewinn im Jahr 2010 durchschnittlich 312.000 Euro. Im Zeitraum 2008 bis 2010 hatte sich der Praxisgewinn in dieser Facharztgruppe um 8,8 % gesteigert. Innerhalb der Gesamtkosten einer internistischen Praxis entfallen 61 % auf die Personalaufwendungen und 11 % auf den Mietaufwand. Die durchschnittliche Wochenarbeitszeit betrug 55 Stunden in der Woche. 81 % der Internisten auf dem Gebiet der Hämatologie und Onkologie bezeichneten ihre Situation als Vertragsarzt als gut.

1 Branchensituation in der Niederlassung

1.12 Innere Medizin – Kardiologie

Bei den Internisten auf dem Gebiet der Kardiologie betrug der Praxisgewinn im Jahr 2010 durchschnittlich 232.000 Euro. Im Zeitraum 2008 bis 2010 hatte sich der Praxisgewinn in dieser Facharztgruppe um 12,4 % gesteigert. Innerhalb der Gesamtkosten einer internistischen Praxis entfallen 44 % auf die Personalaufwendungen und 11 % auf den Mietaufwand. Die durchschnittliche Wochenarbeitszeit eines Kardiologen betrug 56 Stunden in der Woche. 58 % der Internisten auf dem Gebiet der Kardiologie bezeichneten ihre Situation als Vertragsarzt als gut bzw. als sehr gut.

1.13 Innere Medizin – Pneumologie

Bei den Internisten auf dem Gebiet der Pneumologie betrug der Praxisgewinn im Jahr 2010 durchschnittlich 188.000 Euro. Im Zeitraum 2008 bis 2010 hatte sich der Praxisgewinn in dieser Facharztgruppe um 7,1 % gesteigert. Innerhalb der Gesamtkosten einer internistischen Praxis entfallen 48 % auf die Personalaufwendungen und 12 % auf den Mietaufwand. Die durchschnittliche Wochenarbeitszeit betrug 53 Stunden in der Woche. 58 % der Internisten auf dem Gebiet der Pneumologie bezeichneten ihre Situation als Vertragsarzt als gut bzw. als sehr gut.

1.14 Innere Medizin – Rheumatologie

Bei den Internisten auf dem Gebiet der Rheumatologie betrug der Praxisgewinn im Jahr 2010 durchschnittlich 147.000 Euro. Im Zeitraum 2008 bis 2010 hatte sich der Praxisgewinn in dieser Facharztgruppe um 1,7 % verringert. Innerhalb der Gesamtkosten einer internistischen Praxis entfallen 39 % auf die Personalaufwendungen und 10 % auf den Mietaufwand. Die durchschnittliche Wochenarbeitszeit betrug 54 Stunden in der Woche. 76 % der Internisten auf dem Gebiet der Rheumatologie bezeichneten ihre Situation als Vertragsarzt als gut bzw. als sehr gut.

1.15 Kinder- und Jugendmedizin

Bei den Kinderärzten betrug der Praxisgewinn im Jahr 2010 durchschnittlich 138.000 Euro. Im Zeitraum 2008 bis 2010 hatte sich der Praxisgewinn in dieser Facharztgruppe um 8 % gesteigert. Innerhalb der Gesamtkosten einer kinderärztlichen Praxis entfallen 53 % auf die Personalaufwendungen und 13 % auf den Mietaufwand. Die durchschnittliche Wochenarbeitszeit betrug 49 Stunden in der Woche. 70 % der Kinderärzte bezeichneten ihre Situation als Vertragsarzt als gut bzw. als sehr gut.

1.16 Kinder- und Jugendpsychiatrie und – psychotherapie

Bei den Kinder- und Jugendpsychiatern bzw. Psychotherapeuten betrug der Praxisgewinn im Jahr 2010 durchschnittlich 143.000 Euro. Im Zeitraum 2008 bis 2010 hatte sich der Praxisgewinn in dieser Facharztgruppe um 12,7 % gesteigert. Innerhalb der Gesamtkosten einer kinder- und jugendpsychiatrischen Praxis entfallen 62 % auf die Personalaufwendungen und 13 % auf den Mietaufwand. Die durchschnittliche Wochenarbeitszeit betrug 50 Stunden in der Woche. 54 % der Kinder- und Jugendpsychiater bzw. der Kinder- und Jugendpsychotherapeuten bezeichneten ihre Situation als Vertragsarzt als gut bzw. als sehr gut.

1.17 Nervenheilkunde

Bei den Nervenärzten betrug der Praxisgewinn im Jahr 2010 durchschnittlich 148.000 Euro. Im Zeitraum 2008 bis 2010 hatte sich der Praxisgewinn in dieser Facharztgruppe um 22 % gesteigert. Innerhalb der Gesamtkosten einer nervenheilkundlichen Praxis entfallen 52 % auf die Personalaufwendungen und 15 % auf den Mietaufwand. Die durchschnittliche Wochenarbeitszeit betrug 53 Stunden in der Woche. 56 % der Nervenärzte bezeichneten ihre Situation als Vertragsarzt als gut bzw. als sehr gut.

1 Branchensituation in der Niederlassung

1.18 Neurologie

Bei den Neurologen betrug der Praxisgewinn im Jahr 2010 durchschnittlich 139.000 Euro. Im Zeitraum 2008 bis 2010 hatte sich der Praxisgewinn in dieser Facharztgruppe um 20 % gesteigert. Innerhalb der Gesamtkosten einer neurologischen Praxis entfallen 43 % auf die Personalaufwendungen und 15 % auf den Mietaufwand. Die durchschnittliche Wochenarbeitszeit betrug 53 Stunden in der Woche. 89 % der Neurologen bezeichneten ihre Situation als Vertragsarzt als gut bzw. als sehr gut.

1.19 Orthopädie

Innerhalb der Gruppe der Orthopäden betrug der Praxisgewinn im Jahr 2010 durchschnittlich 180.000 Euro. Im Zeitraum 2008 bis 2010 hatte sich der Praxisgewinn in dieser Facharztgruppe um 1,2 % verringert. Innerhalb der Gesamtkosten einer orthopädischen Praxis entfallen 45 % auf die Personalaufwendungen und 14 % auf den Mietaufwand. Die durchschnittliche Wochenarbeitszeit betrug 53 Stunden in der Woche. 75 % der Orthopäden bezeichneten ihre Situation als Vertragsarzt als gut bzw. als sehr gut.

1.20 Psychiatrie

Bei den Psychiatern betrug der Praxisgewinn im Jahr 2010 durchschnittlich 107.000 Euro. Im Zeitraum 2008 bis 2010 hatte sich der Praxisgewinn in dieser Facharztgruppe um 15,8 % gesteigert. Innerhalb der Gesamtkosten einer psychiatrischen Praxis entfallen 34 % auf die Personalaufwendungen und 19 % auf den Mietaufwand. Die durchschnittliche Wochenarbeitszeit betrug 48 Stunden in der Woche. 63 % der Psychiater bezeichneten ihre Situation als Vertragsarzt als gut bzw. als sehr gut.

1 Branchensituation in der Niederlassung

1.21 Psychosomatische Medizin und Psychotherapie

Bei den Fachärzten für Psychosomatische Medizin und Psychotherapie betrug der Praxisgewinn im Jahr 2010 durchschnittlich 76.000 Euro. Im Zeitraum 2008 bis 2010 hatte sich der Praxisgewinn in dieser Facharztgruppe um 9,1 % gesteigert. Innerhalb der Gesamtkosten einer psychosomatischen und psychotherapeutischen Praxis entfallen 17 % auf die Personalaufwendungen und 23 % auf den Mietaufwand. Die durchschnittliche Wochenarbeitszeit betrug 43 Stunden in der Woche. 65 % der Ärzte in dieser Facharztgruppe bezeichneten ihre Situation als Vertragsarzt als gut bzw. als sehr gut.

1.22 Psychotherapie

Bei den Psychotherapeuten betrug der Praxisgewinn im Jahr 2010 durchschnittlich 68.000 Euro. Im Zeitraum 2008 bis 2010 hatte sich der Praxisgewinn in dieser Facharztgruppe um 16,6 % gesteigert. Innerhalb der Gesamtkosten einer psychotherapeutischen Praxis entfallen 11 % auf die Personalaufwendungen und 25 % auf den Mietaufwand. Die durchschnittliche Wochenarbeitszeit betrug 42 Stunden in der Woche. 74 % der Psychotherapeuten bezeichneten ihre Situation als Vertragspsychotherapeut als gut bzw. als sehr gut.

1.23 Radiologie

In der Facharztgruppe der Radiologen betrug der Praxisgewinn im Jahr 2010 durchschnittlich 254.000 Euro. Im Zeitraum 2008 bis 2010 hatte sich der Praxisgewinn in dieser Facharztgruppe um 4,6 % verringert. Innerhalb der Gesamtkosten einer radiologischen Praxis entfallen 35 % auf die Personalaufwendungen und 12 % auf den Mietaufwand. Die durchschnittliche Wochenarbeitszeit betrug 52 Stunden in der Woche. 76 % der Radiologen bezeichneten ihre Situation als Vertragsarzt als gut bzw. als sehr gut.

1.24 Urologie

Bei den Urologen betrug der Praxisgewinn im Jahr 2010 durchschnittlich 195.000 Euro. Im Zeitraum 2008 bis 2010 hatte sich der Praxisgewinn in dieser Facharztgruppe um 18,5 % gesteigert. Innerhalb der Gesamtkosten einer urologischen Praxis entfallen 41 % auf die Personalaufwendungen und 13 % auf den Mietaufwand. Die durchschnittliche Wochenarbeitszeit betrug 52 Stunden in der Woche. 38 % der Urologen bezeichneten ihre Situation als Vertragsarzt als gut bzw. als sehr gut.

2 | Bewertung einer Arztpraxis

2.1 Grundsätzliches

Die erste wirtschaftliche Frage, die gestellt wird, ist die Frage nach dem Preis für die Existenzgründung. In der Humanmedizin werden in der Regel bestehende Praxen oder Praxisteile übernommen. Dafür ist durch den Übernehmer ein Kaufpreis zu entrichten, dessen Höhe sich in der Regel nach einer Bewertung der betreffenden Arztpraxis richtet. Da Grundlage jeder Bewertung die wirtschaftlichen Zahlen des betreffenden Unternehmens sind, sollte der Existenzgründer bzw. der Arzt, welcher sich in eine bestehende Praxis einkaufen möchte, diese Zahlen mit einem Steuerberater durchgehen und sich erläutern lassen. Im Zusammenhang mit der eigentlichen Bewertung der Arztpraxis ist wichtig zu wissen, dass es keine allgemein gültige Vorschrift zur Bewertung einer Arztpraxis gibt. Folglich existiert auch kein objektiver Unternehmenswert, welcher als Grundlage für die Bemessung des Kaufpreises herangezogen werden könnte.

In den Verkaufsgesprächen werden oftmals Gutachten von Sachverständigen zur Bewertung von Arztpraxen vorgelegt, um den erwünschten Verkaufspreis des Abgebers zu untermauern. Die Gutachten selbst nehmen ausführlich zu den unterschiedlichen Bewertungsmethoden Stellung und entscheiden sich dann oftmals für eine Mischform aus unterschiedlichen Methoden, um die Objektivität und den Aussagegehalt des Bewertungsergebnisses zu unterstreichen. Um den Aussagegehalt der Praxiswertgutachten beurteilen zu können, ist es hilfreich, die Grundlagen der Unternehmensbewertung zu kennen. Erst wenn klar ist, unter welcher Prämisse eine Praxisbewertung stattgefunden hat, kann das Gutachten verstanden und beurteilt werden. Die Grundüberlegung jeder Unternehmensbewertung ist die Frage nach dem zukünftigen Ertrag aus dem Kauf des Unternehmens. Der Kaufinteressent fragt sich also, was es ihm nützt, wenn er sein Geld für die Anschaffung eines konkreten Unternehmens ausgibt. Erst wenn er bei dieser Investition mehr Geld verdient, als bei einer sicheren Geldanlage, wird der Kaufinteressent den Kauf in Betracht ziehen. Kostet der Kauf einer Arztpraxis hingegen mehr, als diese künftig einbringen wird, ist der Kaufpreis zu hoch und das Geschäft sollte nicht zustande kommen. Es geht bei Prüfung eines Praxiswertgutachtens damit im Kern um die Frage, in welchem Verhältnis die prognostizierten Erträge zu dem ermittelten Kaufpreis stehen.

2.2 Ermittlung der zukünftige Erträge

Die Hauptunsicherheit jeder Praxisbewertung besteht darin, dass niemand in die Zukunft schauen kann. Die zukünftigen Erträge bleiben unbekannt, da niemand das Patientenverhalten und die künftige Honorar- und Preisentwicklung vorhersagen kann. Einziger Anhaltspunkt für die zukünftigen Gewinne sind die Erträge der Vergangenheit. An dieser Stelle erfolgt die erste Annahme, auf der die gesamte Praxisbewertung begründet ist. Der Gutachter geht davon aus, dass die Erträge der Vergangenheit auch zukünftig weiter fließen werden. Diese erste wichtige Weichenstellung in jedem Praxiswertgutachten sollte vom Praxiskäufer stets kritisch hinterfragt werden. Im Praxiswertgutachten sollten sich Aussagen dazu finden lassen, in welcher Höhe der zukünftigen Jahresüberschuss der Praxis als sicher angesehen wird. Dieser Zahl kommt in allen Bewertungstheorien eine zentrale Bedeutung zu. Der Leser eines Praxiswertgutachtens muss deshalb verstehen, wie der Gutachter den sogenannten nachhaltigen Gewinn der Praxis ermittelt hat. Zum einen müssen hierfür die Zahlen der Vergangenheit eingehend abgeprüft werden. Schließlich werden diese Größen in die Zukunft projiziert und bilden die Grundlage für jede weitere Berechnung. Zum anderen können zukünftige Ereignisse einer linearen Fortrechnung der Vergangenheit im Wege stehen. Ist es zum Bespiel sicher, dass die Einnahmen zukünftig sinken werden, weil zum Beispiel künftig ein eingeschränkter Versorgungsumfang zur Verfügung steht (z. B. Wegfall von Belegbetten oder fehlende Ermächtigung für bestimmte ärztliche Leistungen), müssen diese Zahlen der Vergangenheit angepasst werden. Der Arzt als Leser eines Praxiswertgutachtens kann an dieser Stelle seine Erfahrungen und den eigenen Sachverstand mit einbringen. Oftmals verfügt ein Arzt über mehr Sachverstand in der Beurteilung der zukünftigen Marktlage, als ein Gutachter, welcher sich vielleicht zu sehr auf das Zahlenwerk der Vergangenheit verlässt. Die Ermittlung des nachhaltigen Praxisgewinns ist die erste wichtige Aussage, die in einem Gutachten enthalten sein muss.

2.3 Sachwert der Praxis

Nach Ermittlung des nachhaltigen Praxisgewinns stellt sich die Frage, wie aus dieser Größe der Wert der Praxis errechnet werden soll. Hierfür muss verstanden werden, dass der Wert der Praxis sich stets aus zwei Positionen zusammensetzt. Zum einen aus dem Wert des Patientenstamms und zum anderen aus dem Sachwert der Arztpraxis. Im Sachwert einer Praxis werden die medizinischen Geräte und die sonstige Einrichtung der Praxis zusammengefasst. Die Bedeutung dieses Wertes hängt stark von der jeweiligen Praxisausrichtung ab. Bei einer allgemeinmedizinischen Praxis wird der Sachwert der Einrichtung voraussichtlich nicht wesentlich zum Gesamtwert der Praxis beitragen. In fachärztlichen Praxen der Radiologie oder Augenheilkunde wird der Sachwert der Praxis hingegen eine wichtige Größe sein. Möglicherweise wird für diesen Teil der Bewertung sogar ein Spezialist benötigt, um die Funktionsfähigkeit und Tauglichkeit der medizinischen Großgeräte bewerten zu können. Die Ermittlung des Sachwertes einer Praxis stellt also je nach Facharztrichtung und Ausstattung unterschiedliche Anforderungen. Dennoch wird dieser Teil des Wertgutachtens wenige Unsicherheiten beinhalten. Für medizinische Geräte existiert oftmals ein Markt, so dass durch entsprechende Vergleiche die Wertansätze gefunden werden können. Hilfsweise nehmen die Gutachten auch die steuerlichen Restwerte aus dem Anlagenverzeichnis zur Hand.

2.4 Wert des Patientenstamms

Die Ermittlung des Wertes des Patientenstamms stellt regelmäßig das Herzstück eines Praxiswertgutachtens dar. Neben dem Sachwert der Praxis ist dies die zweite Komponente des Gesamtpraxiswerts. Die Schwierigkeit bei der Bewertung des Patientenstamms ist, dass jede der Berechnungsmethode mit Unsicherheiten befangen bleibt. Da es keine Veröffentlichung von regionalen Praxisverkaufspreisen gibt, können die Ergebnisse aus anderen Praxisverkäufen nicht als gültiger Vergleichsmaßstab herangezogen werden. Dennoch muss der Gutachter eine Aussage über den Wert des Patientenstamms treffen, weil dies seine wesentliche Aufgabe ist. Die Wertermittlung erfolgt auf Grundlage von bestimmten betriebswirtschaftlichen Kennzahlen der Praxis. Grundlage für die Berechnung kann der Umsatz der Praxis, der nachhaltige Praxisgewinn, der Zahlungsmittelüberschuss oder eine Kombination aus diesen Werten sein. Die meisten betriebswirtschaftlichen Berechnungsmethoden wenden den nachhaltigen Praxisgewinn als Berechnungsgrundlage an. Ausgehend von der oben dargelegten These, dass der Zukunftserfolg eines Unternehmens seinen Wert bestimmt, wird hierbei der nachhaltige Praxisgewinn als Basis für die Bewertung des Patientenstamms herangezogen. Das Berechnungsschema zur Ermittlung des Praxiswertes aus dem nachhaltigen Praxisgewinn erfolgt in mehreren Stufen. Steht der nachhaltige Jahrespraxisgewinn fest, wird hiervon zunächst ein kalkulatorisches Arztgehalt in Abzug gebracht. An dieser Stelle ist die Frage berechtigt, weshalb ein kalkulatorisches Arztgehalt vom Praxisgewinn abgezogen wird, da der Kaufinteressent doch selbst dort tätig werden will. Er benötigt keinen weiten Arzt, um den künftigen Praxisgewinn zu erwirtschaften. Der Gutachter geht jedoch davon aus, dass die Anstellung als Klinikarzt eine sichere Alternative zum Kauf der konkreten Praxis darstellt. Wer kein wirtschaftliches Risiko eingehen will, kann als Klinikangestellter dort ein festes Gehalt beziehen. Der Kauf einer Arztpraxis rechnet sich deshalb wirtschaftlich nur, wenn mit der Praxis mehr verdient werden kann, als bei einer Tätigkeit als Oberarzt an einem Klinikum. Der Käufer will also wissen, wie viel mehr im Vergleich zum sicheren Angestelltengehalt er jährlich mit der Arztpraxis verdienen kann. Die Höhe dieses Abzugsposten richtet sich in der Regel nach dem Gehalt eines Oberarztes an einem deutschen Universitätskrankenhaus.[2] Der Differenzbetrag aus Jahresgewinn und kalkulatorischen Arztgehalt stellt die echte Wertschöpfung aus dem Erwerb dieser Arztpraxis dar.

---

[2] Laut modifizierter Ärztekammermethode lag im Jahr 2009 das Einkommen bei 76.000 Euro.

Im zweiten Schritt wird dieser freie jährliche Zukunftserfolg mit einem Vervielfältiger multipliziert. Der Überschuss der Praxis nach Abzug des kalkulatorischen Arztlohnes wird mit dem Faktor 2, 3 oder 4 multipliziert. Auch an dieser Stelle ist die Frage berechtigt, warum der Gutachter den ermittelten Wert mit 3 oder 4 multipliziert. Bei diesem Rechenschritt geht es um Frage, wie lange es dauern wird, bis der Patientenstamm sich vollständig auf den neuen Praxisinhaber ausgerichtet haben wird. Die frühere Patientenbindung zum Praxisabgeber hat sich nach dieser Zeit verflüchtigt. Der Wert, welcher in der damaligen Patientenbindung bestand, ist auf den Praxisübernehmer übergegangen. Konsequenterweise darf der jährliche Zukunftserfolg nur für die Dauer des Verflüchtigungszeitraumes angesetzt werden. Einen wissenschaftlichen Beweis für diese Thesen gibt es nicht. Vielmehr werden bei einer betriebswirtschaftlichen Bewertung Behauptungen aufgestellt, welche erfahrungsgemäß zu vertretbaren Ergebnissen führen. Wie lange der Verflüchtigungszeitraum tatsächlich dauert, kann niemand sagen, da dies von persönlichen Faktoren abhängig ist, die keinem Beweis zugänglich sind. Durch die Multiplikation der Dauer des Verflüchtigungszeitraumes mit dem freien jährlichen Zukunftserfolg wird der Wert des Patientenstamms anschließend ermittelt.

2.5 Beispiel für die Bewertung des Patientenstamms

Die wesentlichen Rechenschritte bei der Ermittlung des Wertes für den Patientenstamm aus den künftigen Erträgen der Praxis werden verkürzt dargestellt:

Nachhaltiger Praxisgewinn	160.000 Euro
Abzüglich kalkulatorisches Arztgehalt	./. 76.000 Euro
Wertschöpfung aus der Praxis	84.000 Euro
Kalkulatorische Einkommensteuer (30 %)	./. 25.200 Euro
Nettowertschöpfung aus der Praxis	58.800 Euro

Bei einem Verflüchtigungszeitraum von 3 Jahren ergäbe sich ein Wert für den Patientenstamm in Höhe von 176.400 Euro. Würde die Einrichtung der Praxis noch einen Wert von 13.600 Euro haben, beträgt der Gesamtwert 190.000 Euro.

2.6 Schwachstellen an Praxiswertgutachten

Das kritische Lesen eines Praxiswertgutachtens sollte auf folgende Punkte konzentriert werden:

- Wie genau wurde der nachhaltige Praxiserfolg ermittelt? Gab es in der Vergangenheit Sonderzahlungen, z. B. der Kassenärztlichen Vereinigung, die sich in dieser Höhe nicht wiederholen werden?

- Können die Honorareinnahmen der Vergangenheit auch künftig erwirtschaftet werden, oder fehlen dafür die Grundlagen, z. B. vertragsärztliche Zulassungen oder Ermächtigungen?

- Wie wurde das kalkulatorische Arztgehalt bemessen? Richtet sich dies nach einer allgemeinen Oberarztstelle oder wurden zutreffend die Einkommensverhältnisse in der konkreten Facharztrichtung beachtet?

- Wurde die Wertschöpfung aus der Praxis mit einer kalkulatorischen Einkommensteuer belastet? Nachdem in Deutschland ein Einkommen ohne Steuerbelastung nicht denkbar ist, muss der Steueraufwand in die Berechnung eingestellt werden. Auch die Tilgung eines späteren Praxiskaufdarlehens erfolgt aus dem Nettoeinkommen des Arztes.

- Wie wurde der Verflüchtigungszeitraum in Bezug auf den Patientenstamm bemessen? Wie kommt der Gutachter zu dem angewendeten Vervielfältiger?

2.7 Praxiswertermittlung aus der Finanzierungshöhe

Es wurde deutlich, dass der Verflüchtigungszeitraum eine leicht zu beeinflussende Variable ist, mit welcher der Praxiswert nach oben oder unten beeinflusst werden kann. Bei den meisten Praxiskäufern verbleibt deshalb ein Gefühl der Unsicherheit, ob die Erträge aus der Praxis genügen, um die entsprechenden Praxiskaufdarlehen damit zu tilgen. Im Zuge einer Praxisbewertung kann der Käufer auch die Überlegung anstellen, welche Schuld in welcher Zeit aus dem nachhaltigen Praxisgewinn getilgt werden könnte. Wie gezeigt wurde, kann aus den Zahlen der Vergangenheit nach Abzug eines kalkulatorischen Arztgehaltes der jährliche Renditeüberschuss ermittelt werden. Ein Interessent für die Praxis könnte anschließend folgende Überlegung anstellen:

Wenn ich diese Praxis kaufe, muss ich den Kaufpreis mit einem Darlehen zu 100 % finanzieren. Für eine Tilgung des Darlehens steht mir nur der jährliche Renditeüberschuss aus der Praxis nach Abzug von Steuern zur Verfügung. Wie hoch darf das Finanzierungsdarlehen maximal sein, damit ich innerhalb von 8 Jahren den Kredit wieder zurückbezahlt habe?

In dem oben genannten Rechenbeispiel betrug die Nettowertschöpfung aus der Praxis 58.800 Euro. Wenn der Kaufinteressent künftig von dem kalkulatorischen Arztgehalt von 76.000 Euro leben kann, steht ihm die Nettowertschöpfung in Höhe von 58.800 Euro zur Tilgung zur Verfügung. Soll das Praxiskaufdarlehen in 4 Jahren zurückbezahlt sein, ergäbe sich bei monatlicher annuitätischer Tilgung und 3,5 % Zinsen Darlehensbetrag von 219.000 Euro. Bei einer geringen jährlichen Zahlung für Zins und Tilgung in Höhe von 35.000 Euro über 4 Jahre und einem Kreditzins von 3,5 % im Jahr kann ein Darlehen in Höhe von rund 130.000 Euro zurück bezahlt werden. Wenn also der Kaufinteressent nach 4 Jahren wieder schuldenfrei sein will, darf der Kaufpreis nicht mehr als 219.000 Euro betragen. Bis zur vollständigen Tilgung des Darlehens steht dem Käufer ein Einkommen in Höhe eines Klinikgehaltes zur Verfügung. Für die ersten 4 Jahre darf durch den Praxiskauf keine Verbesserung des Einkommens erwartet werden, es sei denn, der Übernehmer erreicht eine Gewinnsteigerung beim nachhaltigen Praxisgewinn. Diese Berechnung macht deutlich, dass auch für den Käufer einer Praxis Plausibilitätsprüfungen hinsichtlich des Praxiswertes gibt. Durch einfache

Rechenwege kann ermittelt werden, ob der Käufer einer Praxis innerhalb einer angemessenen Frist das Finanzierungsdarlehen wieder zurück bezahlen kann. Bis zu diesem Zeitpunkt steht der Arzt jedoch gegenüber dem angestellten Kollegen an der Klinik nicht besser da. Der eigentliche Einkommensanstieg als niedergelassener Arzt tritt erst ein, wenn das Praxiskaufdarlehen vollständig getilgt ist.

2.8 Weitere Bewertungsmethoden

Neben der vorstehenden Ertragswertmethode existieren noch weitere Methoden zur Bewertung von Arztpraxen. Zu erwähnen ist hierbei insbesondere die sogenannte Ärztekammermethode, die im Jahr 2008 im Auftrage der Bundesärztekammer überarbeitet wurde. Die Ärztekammermethode bezieht sich ebenfalls auf den Ertrag einer Praxis als Rechengrundlage. Allerdings wird das kalkulatorische Arztgehalt auf einen Betrag von 76.000 Euro gedeckelt. Bei einer Facharztgruppe, die üblicherweise Gehälter von 100.000 Euro und mehr beanspruchen kann, führt diese Beschränkung falschen Ergebnissen. Auch bleibt die Steuerbelastung auf die Erträge aus der Praxis bei der Wertermittlung außer Ansatz, was ebenfalls nicht nachvollziehbar ist.

Diejenigen Bewertungsmethoden, welche sich auf den Umsatz der Praxis beziehen, haben die Schwäche, dass die individuelle Kostenstruktur der Praxis nicht gewürdigt ist. Hat die Praxis zu viel Personal oder einen zu teuren Mietvertrag, schlägt dies auf den Ertrag der Praxis durch. Nur mit diesem kann der Praxiskäufer sein Darlehen tilgen, so dass der Umsatz allein als Bewertungsmaßstab nicht taugt.

Sollte der Käufer mit dem Erwerb der Praxis nur den Erhalt der vertragsärztlichen Zulassung anstreben, laufen die betriebswirtschaftlichen Bewertungsmethoden ins Leere. In diesem Fall kommt es dem Erwerbe gerade nicht auf den Sachwert sowie den Patientenstamm an, sondern er möchte einzig das Recht zur Teilnahme an der vertragsärztlichen Versorgung verliehen bekommen haben. Welchen Preis der Übernehmer für die Zulassung in dem konkreten Planbereich zu bezahlen hat, richtet sich nach den örtlichen Begebenheiten. In diesen Fällen entscheidet das Gesetz von Angebot und Nachfrage nach dem Wert der Praxis. Eine allgemeine Regel, wie diese Preise zustande kommen, besteht nicht.

2 Bewertung einer Arztpraxis

Zusammenfassend kann festgestellt werden, dass Grundlage jeder Bewertung die Erträge der Vergangenheit sind. Diese Erträge müssen daraufhin untersucht werden, ob auch zukünftig ein Praxisertrag für den Existenzgründer überwiegend wahrscheinlich ist. Um die betriebswirtschaftlichen Zahlen einer Abgeberpraxis beurteilen zu können, sollte der Gründer die Ergebniszahlen des Abgebers mit einem Steuerberater diskutieren und sich erläutern lassen. Wird diese Untersuchung der wirtschaftlichen Kennzahlen frühzeitig vorgenommen, kann die Frage, ob die richtige Praxis in den Fokus geraten ist, schon bald beantwortet werden.

3 | Kaufpreisfinanzierung

Die Gründung, Übernahme oder der Eintritt in eine Praxis ist oft mit einem Abschluss von Darlehensverträgen verbunden. Niederlassungswillige Ärzte sollten der Kaufpreisfinanzierung Aufmerksamkeit widmen. Obwohl das derzeitige Niedrigzinsniveau den Abschluss von zinsgünstigen Darlehensverträgen möglich macht, treten je nach Auswahl der Tilgungsform größere Kostenunterschiede zu Tage. Die entscheidende Frage ist, welche Tilgungsvariante der Arzt zur Rückzahlung seiner Kredite wählt.

3.1 Finanzierungsformen

Die klassische Finanzierung zum Erwerb einer Praxis oder eines Praxisanteils besteht aus einer langfristigen Finanzierung, auf die monatliche oder quartalsweise Zahlungen durch den Arzt erfolgen. Diese Tilgungsleistungen hat der Arzt aus seinem versteuerten Einkommen zu leisten, d. h. er kann die Rückführung des Darlehens nicht von der Steuer absetzen. Die Zinsen, welche über die Laufzeit des Darlehens fällig werden, können hingegen von der Steuer abgesetzt werden, da sie dem betrieblichen Bereich zuzuordnen sind. Die üblichen langfristigen Finanzierungsformen sind:

- Tilgungsdarlehen
- Annuitätendarlehen
- Endfälliges Darlehen

3.1.1 Tilgungsdarlehen

Beim Tilgungsdarlehen erfolgt die Rückführung der Darlehenssumme in gleichbleibenden Beträgen. Beträgt die Darlehenssumme z. B. 120.000 Euro und die Laufzeit 10 Jahre, sind monatlich 1.000 Euro an die Bank als Tilgung zu überweisen. Die Zinsen werden zusätzlich aus der jeweiligen Restschuld berechnet. Mit fortschreitender Tilgung werden deshalb die Zinsraten in der Höhe abnehmen, weil auch das Darlehen laufend zurückgeführt wird. Für ein Tilgungsdarlehen ist deshalb zu Beginn der Laufzeit ein höherer Kapitaldienst zu leisten. Das bedeutet, dass die Summe aus Tilgungs- und Zinsleistungen zu Beginn höher ist, da auch die Zinsen sich noch aus der hohen Darlehensschuld berechnen. Mit fortschreitender Tilgung nimmt dieses jedoch ab. Der betriebswirtschaftliche Vorteil eines Tilgungsdarlehens liegt in der schnellen Rückführung der Kreditschuld. Es wird von Beginn an sofort auf die Darlehensschuld bezahlt, so dass die sofortige Rückführung auch zu einem entsprechend niedrigeren Gesamtzinsaufwand führt. Bei gleicher Laufzeit und Darlehenszins verursacht das Tilgungsdarlehen die geringsten Kosten. Nachteilig ist, dass zu Beginn mehr Liquidität erforderlich ist, um die Summe aus Tilgung und Zins abdecken zu können. Wenn das vorrangige Ziel des Arztes die schnellstmögliche Rückführung der Kreditverbindlichkeiten ist, gelingt dies im Wege des Tilgungsdarlehens.

3.1.2 Annuitätendarlehen

Auch beim Annuitätendarlehen wird eine monatliche Rate für Zins und Tilgung an die Bank überwiesen. Allerdings ist diese Rate der Höhe nach konstant. Anders als beim Tilgungsdarlehen verringert sich der Kapitaldienst mit fortschreitender Rückführung des Darlehens nicht. Vielmehr bleibt die Gesamtrate für Zins und Tilgung, die der Arzt an die Bank überweist, der Höhe nach immer gleich. Da zu Beginn der Rückführung des Darlehens noch hohe Zinsleistungen zu erbringen sind, fällt die Tilgungsrate in der Anfangsphase niedrig aus, da die Summe aus Tilgung und Zinsen gedeckelt ist. Beim Annuitätendarlehen wird deshalb zu Beginn der Laufzeit überwiegend auf die Zinsen geleistet und die eigentliche Tilgung tritt demgegenüber zurück. Durch die verspätete Rückführung der Darlehensschuld werden beim Annuitätendarlehen in der Summe auch etwas mehr Zinsen anfallen, als beim reinen Tilgungsdarlehen. Das Annuitätendarlehen hat also den Vorteil, dass der Arzt sich auf gleichbleibende Raten einstellen kann. Nachteilig ist, dass die Rückführung des Darlehens dadurch verzögert eintritt und über die gesamte Laufzeit mehr Zinsen anfallen, als beim Tilgungsdarlehen.

3.1.3 Endfälliges Darlehen

Das endfällige Darlehen unterscheidet sich grundlegend von dem Tilgungs- und Annuitätendarlehen. Entgegen der beiden vorgenannten Varianten erfolgt beim endfälligen Darlehen keine laufende Tilgung der Kreditschuld. Das ausgereichte Darlehen der Bank bleibt vielmehr in voller Höhe über die gesamte Laufzeit bestehen. Die Bank berechnet dem Arzt für das Darlehen monatlich oder quartalsweise Zinsen. Eine Rückführung des Darlehens selbst geschieht während der Laufzeit von 10 oder 15 Jahren nicht. Diese Rückführung erfolgt erst zu Ende der vertraglichen Laufzeit, deshalb auch der Name „endfälliges Darlehen". Der Umstand, dass die Rückführung des Darlehens erst am Ende seiner Laufzeit erfolgt, bringt es mit sich, dass die Summe, welche für die Rückführung erforderlich ist, über die Laufzeit des Darlehens angespart werden muss. Die monatliche oder quartalsweise Tilgung, die bei den beiden vorgenannten Varianten an die kreditgebende Bank gezahlt wurde, fließt hierzu in einen zweiten Vertrag, der zunächst mit dem Kreditvertrag nichts zu tun hat. In der Regel sind bei einem endfälligen Darlehen deshalb drei Partner beteiligt: die kreditgebende Bank, der Darlehensnehmer (i. e. der Arzt) und eine dritte Gesellschaft, welche diese monatliche Ansparung verwaltet. Beim endfälligen Darlehen wird der laufende Kapitaldienst, welcher der späteren Tilgung dienen soll, einem anderen Vertragspartner zugewendet. Absicht hierbei ist, dass dieser dritte Vertragspartner die erhaltenden Gelder des Arztes mit einem Renditeversprechen anlegt und hieraus einen Überschuss erzielt. Während also das Darlehen über die gesamte Laufzeit ohne Rückführung bleibt, wird mit dem Geld, welches später der Tilgung dienen soll, ein Kapitalanlagegeschäft getätigt. Das Kapitalanlagegeschäft wird entweder bei der kreditgebenden Bank direkt abgeschlossen, in dem monatlich in einen Wertpapierfonds eingezahlt wird. Die Bank tätigt dann mit dem erhaltenden Geld Anlagegeschäfte auf den in- und ausländischen Wertpapiermärkten. Kommt es zu einem Kursanstieg oder zu einem Kursverlust, betrifft dies unmittelbar die zur Verfügung stehende Tilgungssumme für das weiterhin fortbestehende Darlehen. Insbesondere bei den fondsbasierten Tilgungsmodellen kann es vorkommen, dass die eingezahlten Gelder durch einen Kursverfall nicht mehr vorhanden sind und am Ende der Laufzeit die Tilgung des Kreditvertrages nicht vollständig abgedeckt ist. Eine andere Variante des endfälligen Darlehens ist der Abschluss einer kapitalbildenden Lebensversicherung. Hierzu wird der monatliche Kapitaldienst an eine Versicherungsgesellschaft gezahlt, die ihrerseits damit ebenfalls Anlagegeschäfte betreibt. Zur Absicherung der eingezahlten Gelder muss die Lebensversicherung einen sogenannten Garantiezins vertraglich zusichern. Für Neuverträge ab dem Jahr 2015 soll die garantierte Verzinsung dann 1,25 % betragen. Gelingt es der Lebensversicherung, ein höheres Ergebnis zu erwirtschaften, ist das positiv für den Versicherungsnehmer, da diese Überschüsse ebenfalls ihm zu Gute kommen. Lässt die allgemeine Kursentwicklung den Börsen diese Überschüsse nicht erwarten, werden lediglich 1,25 % auf die Einzahlungen garantiert. Obwohl die Vergabe von endfälligen Darlehen im Zusammenhang mit Praxisfinanzierungsdarlehen häufig anzutreffen ist, müssen Kreditverträge dieser Art kritisch geprüft. Hauptkritikpunkt ist der Umstand, dass die Tilgung des Darlehens erst am Ende seiner Laufzeit erfolgt. Bis es soweit ist, muss der Kreditnehmer über die gesamte Laufzeit die Zinsen aus der vollen Darlehenssumme begleichen. Im Vergleich mit dem Annuitäten- oder Tilgungsdarlehen ist die Gesamtzinsbelastung mindestens doppelt so noch, wie bei den Darlehen mit laufender Tilgung. Hinzu kommt, dass die Einbringung eines dritten Vertragspartners (Fondesgesellschaft oder Lebensversicherung) mit Abschluss- und Verwaltungskosten verbunden ist. Zahlt der Kreditnehmer zu Beginn der Laufzeit der Verträge an den dritten Vertragspartner (Fondsgesellschaft oder Lebensversicherung), kann werden in den ersten Jahren zunächst die Abschlusskosten der Geschäfts bezahlt. Eine Ansparung wird deshalb in dieser Anfangsphase nicht aufgebaut. Die Abschlusskosten für Lebensversicherungen variieren je nach Versicherungsgesellschaft. Üblicherweise sind die 4-6 % der Versicherungssumme. Bei einem Kreditvertrag über 150.000 Euro wären dies zwischen 6 bis 9.000 Euro, die nicht in die Darlehenstilgung fließen können. Von Seiten der Banken wird gelegentlich mit dem Umstand geworben, dass die Zinsen für das endfällige Darlehen die Steuerlast des Arztes senken. Dies ist zutreffend. Nur kann das Steuerrecht eine betriebswirtschaftlich nachteilige Gestaltung nicht in eine positive verwandeln. Im Übrigen beträgt die Steuerersparnis maximal rund 45 %, so dass mehr als die Hälfte der zu hohen Zinslasten dem Arzt verbleiben werden. Ein Arzt, der zur Finanzierung seines Praxiskaufes auf ein Darlehen angewiesen ist, sollte sich über die grundlegenden Unterschiede bei Darlehensverträgen im Klaren sein. Empfehlenswert ist es, dass der Arzt vor Abschluss von Darlehensverträgen auch die Meinung seines Steuerberaters einholt. Der erste Eindruck der niedrigen Zinsen sollte nicht dazu führen, dass die genaue Rückführungsmodalität des Darlehens außer Acht gelassen wird.

3.2 Öffentliche Förderung

Die Existenzgründung von Ärzten wird durch die öffentliche Hand gefördert. Die Fördermaßnahmen reichen von zinsgünstigen Darlehen bis hin zu Zuschüssen bei einer Niederlassung in unterversorgten Gebieten. Grundsätzlich werden die Existenzgründerdarlehen über die gewerblichen Kreditinstitute beantragt und abgewickelt. Eine direkte Antragstellung bei der Kreditanstalt für Wiederaufbau oder den landeseigenen Förderbanken gibt es nicht, sondern der Arzt wendet sich an seine angestammte Geschäftsbank, bevor er die Investition tätigt. Die Zuschüsse hingegen müssen direkt beim Zuschussgeber beantragt werden.

3.2.1 Kreditanstalt für Wiederaufbau

Die im Eigentum des Bundes stehende KfW-Bank finanziert seit 1948 im In- und Ausland nachhaltige Veränderungen in Wirtschaft, Gesellschaft und Umwelt. Der gesetzliche Auftrag der KfW-Bank ist es, Entwicklung und Fortschritt zu fördern. Die KfW-Bank verfügt über kein eigenes Filialnetz. Die angestammte Hausbank übernimmt die Prüfung des Kreditnehmers, beurteilt seine Pläne und entscheidet, ob sie das Vorhaben begleitet und einen Antrag bei der KfW-Bank stellt. Nach Kreditbewilligung durch die KfW-Bank leitet die Hausbank die KfW-Mittel an den Kunden durch. Ein Kreditnehmer grundsätzlich frei, über welche Bank er Kreditmittel der KfW in Anspruch nehmen will. Dies kann auch eine Bank sein, mit welcher der Arzt erst aus Anlass der Praxisgründung in Kontakt getreten ist. Die Förderkredite der KfW-Bank werden laufend fortentwickelt und an die jeweilige wirtschaftliche Entwicklung angepasst. Es ist deshalb notwendig, sich jeweils konkret zu informieren, wie die aktuellen Konditionen lauten. Einen ersten Überblick bietet die Internetseite *www.kfw.de* hierzu an. Neben den zinsgünstigen Konditionen kommt auch die lange Zinsbindungsfrist sowie eine Aussetzung der Tilgung während der ersten Gründungsphase den Praxisgründern entgegen.

3.2.2 Förderbanken der Bundesländer

Auf Ebene der Bundesländer bestehen weitere Förderbanken, die Existenzgründerprogramme anbieten. Da auch diese Informationen einem laufenden Wechsel unterliegen, müssten die Konditionen für Existenzgründerdarlehen konkret bei der jeweiligen Hausbank erfragt werden. Um sich auf diese Gespräche vorzubereiten, ist es sinnvoll, einen gewissen Überblick über die verschiedenen

Programme zu haben. Als Einstieg dient hierfür eine Internetseite des Bundesministeriums für Wirtschaft und Energie unter *www.foerderdatenbank.de*, auf welcher die Adressen und Kontaktdaten der Förderbanken abgebildet sind. Zum Teil sind die Konditionen der landeseigenen Förderbanken noch besser, als die Förderprogramme auf Bundesebene über die KfW-Bankengruppe. Der Vergleich lohnt sich hier und sollte mit der hauseigenen Bank diskutiert werden. Hilfreiche Informationen und Rechenbeispiele sind unter *www.foerderdatenbank.de* (Förderprogramme und Finanzhilfen des Bundes, der Länder und der EU) zu finden.

3.2.3 Zuschüsse der Bundesagentur für Arbeit

Die Bundesagentur für Arbeit fördert zum einen die Existenzgründung von Ärzten, die sich in Arbeitslosigkeit befinden. Zum anderen können Personalkostenzuschüsse für eingerichtete Praxen bewilligt werden, soweit die Agentur für Arbeit für die betreffende Branche einen Förderbedarf sieht.

3.2.4 Gründungszuschuss

Die Beantragung eines Gründungszuschusses setzt bestehende Arbeitslosigkeit voraus. Der Anspruch auf Arbeitslosengeld muss für mindestens 150 Tage bestehen. Ein direkter Übergang von einer Beschäftigung in eine geförderte Selbständigkeit ist nicht möglich. Der Gründungszuschuss ist eine Ermessensleistung der aktiven Arbeitsförderung, auf die kein Rechtsanspruch besteht. Die Tragfähigkeit der Existenzgründung ist der Agentur für Arbeit nachzuweisen. Hierzu ist eine Stellungnahme einer fachkundigen Stelle vorzulegen. Fachkundige Stellen sind berufsständische Kammern, Kreditinstitute und angehörige der steuer- und rechtsberatenden Berufe. Der Gründungszuschuss wird in zwei Phasen geleistet. Für sechs Monate wird der Zuschuss in Höhe des zuletzt bezogenen Arbeitslosengeldes zur Sicherung des Lebensunterhalts und 300 Euro zur sozialen Absicherung gewährt. Für weitere neun Monate können 300 Euro pro Monat zur sozialen Absicherung gewährt werden, wenn eine intensive Geschäftstätigkeit und hauptberufliche unternehmerische Aktivitäten dargelegt werden.

3.2.5 Eingliederungszuschuss

Praxisinhaber können zur Eingliederung von förderungsbedürftigen Arbeitnehmerinnen und Arbeitnehmern, deren Vermittlung wegen in ihrer Person liegender Gründe erschwert ist, einen Zuschuss zum Arbeitsentgelt zum Ausgleich einer Minderleistungen erhalten (Eingliederungszuschuss). Der Eingliederungszuschuss ist also nicht an eine Praxisgründung gebunden, sondern steht jedem Arbeitgeber offen. Die Förderhöhe und die Förderdauer richten sich nach dem Umfang der Einschränkung der Arbeitsleistung des Arbeitnehmers und nach den Anforderungen des jeweiligen Arbeitsplatzes. Die Förderung kann bis zu einer Höhe von 50 Prozent des regelmäßig gezahlten Arbeitsentgelts für die Dauer von längstens zwölf Monaten als monatlicher Zuschuss geleistet werden. Bei dem Eingliederungszuschuss handelt es sich um eine Ermessensleistung der aktiven Arbeitsförderung, über die die örtlichen Agenturen für Arbeit bzw. Jobcenter sowohl dem Grunde nach als auch in Bezug auf Höhe und Dauer der Leistung eigenständig und nach pflichtgemäßem Ermessen entscheiden.

3.2.6 Förderprogramme zur Verbesserung der ärztlichen Versorgung

Auf verschiedene Bundesländer haben Förderprogramme zum Erhalt und zur Verbesserung der ärztlichen Versorgung im ländlichen Raum eingeführt. Die Programme sollen dazu beitragen, eine qualitativ hochwertige und flächendeckende medizinische Versorgung in allen Landesteilen zu sichern. Für Hausärzte ist insbesondere die Förderung der Niederlassung von Hausärzten im ländlichen Raum interessant. Ziel dieser Förderprogramme ist es, die Entscheidung für eine hausärztliche Niederlassung im ländlichen Raum zu erleichtern, um auch in Zukunft eine flächendeckende und möglichst wohnortnahe medizinische Versorgung auf hohem qualitativem Niveau gewährleisten zu können. Im Freistaat Bayern beispielsweise beträgt die Höhe der Zuwendung für eine Niederlassung als Hausarzt in den betreffenden Regionen 60.000 Euro. Die Zuwendung ist an ein unmittelbares schwerwiegendes lokales Versorgungsdefizit geknüpft. Im Freistaat Sachsen können Zuschüsse auch für die Umnutzung von leer stehenden Gebäuden für die ärztliche Grundversorgung bewilligt werden. Da die Förderprogramme sich auf Landesebene sehr unterscheiden, wird interessierten Hausärzten empfohlen, die regional bestehenden Fördermöglichkeiten bei den Kassenärztlichen Vereinigungen zu erfragen.

3 Kaufpreisfinanzierung

3.3 Leasing

Der Abschluss von Leasingverträgen stellt ebenfalls eine Finanzierungsvariante dar. Hierbei erwirbt der Praxisinhaber kein Eigentum an medizinischen Geräten, sondern mietet diese von einem Leasinggeber. Der Praxisinhaber erhält somit nicht von einer Bank Geldmittel über einen Darlehensvertrag, um medizinisches Inventar anzuschaffen. Vielmehr wird die Praxisausstattung von einem Leasinggeber angemietet. Nach Ablauf der vereinbarten Leasingzeit kann der Arzt das betreffende Inventar entweder zurückgeben, oder er kauft es dem Leasinggeber zu einem vorher vereinbarten Preis ab. Ob das Leasingmodell für den Arzt Sinn macht, hängt von den Leasing bzw. Finanzierungskonditionen ab. Diese wären zu vergleichen. Die Liquiditätsbelastung zwischen Finanzierung über Darlehen oder Abschluss eines Leasingvertrages dürfte nicht wesentlich voneinander abweichen. Welche Variante die wirtschaftlich günstigere ist, sollte in einer Vergleichsrechnung gegenüber gestellt werden. Wie auch vor Abschluss von Kreditverträgen sollten die Entscheidungsgrundlagen mit dem steuerlichen Berater erörtert werden, da auch beim Leasing langfristige Verträge mit wirtschaftlicher Bedeutung abgeschlossen werden.

Die Angehörigen der steuerberatenden Berufe sind dafür ausgebildet, ein konkretes Darlehensangebot eines Kreditinstitutes auf seine Wirtschaftlichkeit hin zu prüfen. Die Meinung des Steuerberaters ist hierbei unabhängig und von dem Werben der Bank, zu einem Vertragsabschluss zu kommen, losgelöst. Diesen Beratungsvorteil durch die Unabhängigkeit des Steuerberaters sollte sich ein Existenzgründer sichern, wenn die Finanzierungsgespräche mit einem Kreditinstitut anstehen.

4 Die vertragsärztliche Zulassung

4 Die vertragsärztliche Zulassung

4.1 Grundsätzliches

Eine wesentliche Komponente im Rahmen einer Praxisübertragung ist der Erhalt einer vertragsärztlichen Zulassung durch den Praxisnachfolger. Dieser öffentlich-rechtliche Vorgang ist von dem Abschluss eines zivilrechtlichen Praxiskaufvertrages streng zu trennen. Gleichwohl wirkt das öffentliche Recht in das Zivilrecht hinein und bestimmt auch den Inhalt des Praxiskaufvertrages in wesentlichen Punkten mit. Der Praxisgründer sollte die Grundlagen des Zulassungsverfahrens deshalb kennen. Nachfolgend werden die wesentlichen Wege vorgestellt, die Ärzte beschreiten, um künftig an der vertragsärztlichen Versorgung teilnehmen zu können. Bestehen in einem Planungsbereich für eine bestimmte Arztgruppe Zulassungsbeschränkungen, besteht für Angehörige dieser Arztgruppe grundsätzlich kein Anspruch auf Zulassung zur Teilnahme an der vertragsärztlichen Versorgung. Will der betreffende Arzt an der vertragsärztlichen Versorgung teilnehmen, muss er Inhaber einer Vertragsarztzulassung werden. Dafür gibt es verschiedene Wege, die nachfolgend dargestellt werden.

4.2 Zulassung durch Nachbesetzungsverfahren

Das Nachbesetzungsverfahren vor dem Zulassungsausschuss der kassenärztlichen Vereinigung ist der übliche Weg zum Erhalt einer eigenen vertragsärztlichen Zulassung. Damit der Zulassungsausschuss eine vertragsärztliche Zulassung neu vergeben kann, muss es in gesperrten Planbereichen zunächst zu einer Beendigung einer anderen Zulassung kommen. Das bedeutet, der Träger einer Zulassung muss auf diese verzichten, damit der Zulassungsausschuss über die Vergabe der Zulassung neu entscheiden kann. Die Schwierigkeit für den Praxisgründer besteht darin, dass im Nachbesetzungsverfahren die Zulassung im Wege eines öffentlich-rechtlichen Ausschreibungsverfahrens stattfindet. Es werden sich damit gegebenenfalls auch andere Arztkollegen auf den betreffenden Vertragsarztsitz bewerben. Gehen mehrere Bewerbungen ein, trifft der Zulassungsausschuss eine Auswahlentscheidung, wer die Zulassung erhält. Der Ablauf des Nachbesetzungsverfahrens stellt sich wie folgt dar:

4.2.1 Beendigung der Zulassung des Praxisabgebers

Der Zulassungsverzicht des Praxisabgebers stellt im Rahmen der Praxisübergabe auf einen Nachfolger die häufigste Form der Zulassungsbeendigung dar. Der Verzicht wird mit dem Ende des auf den Zugang der Verzichtserklärung folgenden Quartals wirksam. Die Verzichtserklärung kann in der Regel nicht widerrufen oder angefochten werden, sollte der Arzt später seine Meinung ändern. Ein Problem besteht darin, dass bei Scheitern der Nachbesetzung die Zulassung des Praxisabgebers gleichwohl endet. Es besteht also das verständliche Bedürfnis des Praxisabgebers, dass er seine Zulassung nicht unwiederbringlich verliert, sollte die Nachbesetzung seines vormaligen Vertragsarztsitzes scheitern. Die Kassenärztlichen Vereinigungen bieten als rechtliche Lösung hierfür die bedingte Abgabe der Verzichtserklärung an. Hiernach verzichtet der Vertragsarzt auf seine Zulassung unter der Bedingung, dass eine Nachbesetzung seines Vertragsarztsitzes stattfindet. Kommt es zu keiner Nachbesetzung des Vertragsarztsitzes, ist der Verzicht nicht erklärt. Da die Meinungen zur Abgabe einer bedingten Verzichtserklärung unterschiedlich sind, sollte durch den Praxisabgeber zuvor eine Auskunft zu dieser Frage bei der örtlich zuständigen Kassenärztlichen Vereinigung eingeholt werden. Möglich ist auch, dass der Vertragsarzt lediglich auf die Hälfte seines Vertragsarztsitzes verzichtet. Die Vergabe dieser Teilzulassung erfolgt ebenfalls im Nachbesetzungsverfahren. Es wird dann der reduzierte Teil ausgeschrieben und durch den Zulassungsausschuss im Wege des Nachbesetzungsverfahrens neu besetzt.

4.2.2 Fortführungsfähige Praxis

Die Einleitung des Nachbesetzungsverfahren setzt voraus, dass bis zuletzt vertragsärztliche Leistungen durch den Träger der Zulassung erbracht worden sind. Anderenfalls ist die Zulassung wegen Nichtausübung der vertragsärztlichen Tätigkeit bereits ersatzlos weggefallen. Auch das zu lange Ruhen der Zulassung, z. B. bei langandauernder Krankheit des Abgebers, kann zu einem Wegfall wegen Nichtausübung der Zulassung führen. Eine Nachbesetzung ist dann nicht mehr möglich.

4.2.3 Ausschreibungsantrag

Der Praxisabgeber muss neben seiner Verzichtserklärung auch einen Ausschreibungsantrag stellten. Nach Eingang des Ausschreibungsantrages wird der Sitz in den amtlichen Blättern ausgeschrieben. Dieser Ausschreibungsantrag kann vom Praxisabgeber bis zum Zeitpunkt der Entscheidung des Zulassungsausschusses über die Nachfolge zurückgenommen werden. Durch die Rücknahme des Ausschreibungsantrags wird die Durchführung des gesamten Nachbesetzungsverfahrens beendet. Im Wege der Antragsrücknahme hat der Praxisabgeber eine gewichtige Steuerungsmöglichkeit im Rahmen des Nachbesetzungsverfahrens. Sollte sich abzeichnen, dass der Zulassungsausschuss einen geeigneten aber vom Abgeber nicht gewünschten Nachfolger auswählen möchte, kann das Verfahren durch die Antragsrücknahme vom Praxisabgeber wieder beendet werden. Das Recht zur Antragswiederholung wird dem Praxisabgeber in denjenigen Fällen einzuräumen sein, in welchen der Zulassungsausschuss seine Auswahlentscheidung noch nicht getroffen hat.

4.2.4 Prüfung des Ausschreibungsantrages

Bevor der Zulassungsausschuss den Vertragsarztsitz öffentlich ausschreibt, bedarf es der Feststellung, ob der aktuelle Versorgungsbedarf die Praxisfortführung erfordert. Es findet damit ein vorgelagertes Prüfungsverfahren statt. Wird der Versorgungsbedarf vom Zulassungsausschuss nicht erkannt, kann er den Antrag auf Ausschreibung des Vertragsarztsitzes ablehnen. Der Praxisabgeber bleibt von dem vorgelagerten Prüfungsverfahren verschont, soweit ein bestimmter privilegierter Personenkreis die Praxis fortführen soll. Dies sind der Ehegatte, Lebenspartner oder ein Kind des bisherigen Vertragsarztes sowie ein angestellter Arzt des bisherigen Vertragsarztes oder er ist ein Vertragsarzt, mit dem die Praxis bisher gemeinschaftlich betrieben wurde. Diejenigen Fälle, in welchen der Zulassungsausschuss den Ausschreibungsantrag aus Gründen des Versorgungsbedarfes abgelehnt hat, sind relativ selten. In den wenigen Fällen, die betroffen waren, wollte der Abgeber eine Vollzulassung ausschreiben, tatsächlich hatte er in der Zeit vor der Abgabe weniger Leistungen erbracht, als der fachgruppendurchschnitt bei einer halben Zulassung. In diesen Fällen konnte nicht die volle, sondern nur eine halbe Zulassung ausgeschrieben werden. Die tatsächliche Bedeutung dieses vorgelagerten Prüfverfahrens sollte deshalb nicht überbewertet werden. Etwas anderes mag gelten, wenn die Politik erneut in das Vergabeverfahren eingreift und den Einzug einer Zulassung auch in überversorgten Planbereichen erleichtert.

4.2.5 Ausschreibung des Vertragsarztsitzes

Liegen in der Person des Praxisabgebers alle Voraussetzungen vor, wird die Kassenärztliche Vereinigung den Vertragsarztsitz in ihren jeweiligen amtlichen Bekanntmachungen ausschreiben. Die Ausschreibung wird mindestens die Angaben zum Ort des Vertragsarztsitzes sowie die Facharztrichtung beinhalten. Der Name des abgebenden Arztes sowie der Verkehrswert der Praxis werden in der Ausschreibung nicht genannt. Auf Grund dieser Ausschreibung können sich nun geeignete Nachfolger um den Vertragsarztsitz bewerben. In welchem Mitteilungsblatt die Ausschreibungen bekannt gegeben werden, kann bei der zuständigen kassenärztlichen Vereinigung erfahren werden. Nach Ablauf der Bewerbungsfrist von regelmäßig 4 Wochen wird über die eingegangenen Bewerbungen eine Liste erstellt. Diese Liste wird an den Praxisabgeber übersandt. Die Bewerber erhalten keine Aufstellung der übrigen Bewerber.

4.2.6 Wer darf sich auf den Vertragsarztsitz bewerben

Um sich auf einen ausgeschriebenen Vertragsarztsitz bewerben zu können, muss der Bewerber im Arztregister eingetragen sein. Zuständig für die Eintragung ist die Kassenärztliche Vereinigung am Wohnort des Arztes. Dies hindert den Arzt nicht, sich später auf einen Vertragsarztsitz im Zuständigkeitsbereich einer anderen Kassenärztlichen Vereinigung zu bewerben. Eine erneute Eintragung ist in diesen Fällen nicht erforderlich. Folgende Unterlagen sind für die Arztregistereintragung im Original vorzulegen:

- Geburtsurkunde
- Zeugnis der ärztlichen Prüfung
- Approbationsurkunde
- Facharztanerkennung
- Nachweis über die ärztliche Tätigkeit nach bestandener ärztlicher Prüfung
- Quittung über die entrichtete Antragsgebühr

Auch einem medizinischen Versorgungszentrum (MVZ) ist es möglich, sich um den ausgeschriebenen Vertragsarztsitz mit einem angestellten Arzt zu bewerben. Die Auswahlentscheidung des Zulassungsauschusses berücksichtigt hierbei die Qualifikation des anzustellenden Arztes. Das gleiche Recht haben auch die niedergelassenen Vertragsärzte, die sich um den Vertragsarztsitz mit einem anzustellenden Arzt zu bewerben können. Auch dort richtet sich die Auswahl nach dem anzustellenden Arzt.

4.2.7 Entscheidung des Zulassungsausschusses

Sind nach Ablauf der Bewerbungsfrist mehrere Bewerbungsanträge eingegangen, hat der Zulassungsausschuss aus dem Kreis der Bewerber einen Nachfolger nach pflichtgemäßem Ermessen auszuwählen. Folgende Kriterien werden vom Zulassungsausschuss hierbei zu Grunde gelegt:

- Berufliche Eignung
- Approbationsalter und Dauer der ärztlichen Tätigkeit

Bei der Dauer der ärztlichen Tätigkeit werden Zeiträume von über 5 Jahren nicht zusätzlich gewichtet, da nach fünf Jahren ärztlicher Tätigkeit kein zusätzlicher Vorzug ausschlaggebend sein soll. Neben den oben genannten fachlichen Kriterien orientiert sich der Zulassungsausschuss auch an folgenden Tatsachen:

- Bestehen eines Anstellungsverhältnisses beim Abgeber
- Gemeinsame Berufsausübung des Bewerbers mit dem Abgeber
- Dauer der Eintragung in die Warteliste
- Ehegatte, Lebenspartner oder Kind des Abgebers
- Bewerber erfüllt besondere Versorgungsbedürfnisse, die in der Ausschreibung genannt sind

4 Die vertragsärztliche Zulassung

Für die Vergabepraxis der Zulassungsausschüsse ist das wichtigste Auswahlkriterium die Tatsache, ob der Bewerber bisher als angestellter Arzt die Praxis für den abgebenden Vertragsarzt tätig gewesen ist. Hierbei spielt die rechtliche Grundlage, auf welcher der Arzt angestellt war, eine untergeordnete Bedeutung. Vor dem Hintergrund der bestmöglichen Sicherstellung der ambulanten Patientenversorgung wird es insbesondere auf die Dauer der Mitarbeit ankommen. Nicht vorrangig entscheidend ist, ob der mitarbeitende Arzt als Vertreter, Entlastungs-/Sicherstellungsassistent oder als Angesteller handelte. Befand sich der Abgeber der Zulassung in einer Berufsausübungsgemeinschaft, sind die Interessen der verbleibenden Ärzte angemessen zu berücksichtigen. Der oder die verbleibenden Ärzte habe hierüber ein faktisches Vetorecht. Sie können die Auswahl des Zulassungsausschusses auf ihren Wunschnachfolger beschränken. Das wirtschaftliche Interesse des ausscheidenden Arztes an einem bestimmten Nachfolger wird berücksichtigt, sobald der Kaufpreis die Höhe des Verkehrswertes der Praxis nicht übersteigt. Ein Bewerber muss deshalb bereit sein, zumindest den Marktwert der Praxis zu bezahlen. Das gilt auch für ein Medizinisches Versorgungszentrum (MVZ) und zwar selbst dann, wenn infolge einer erforderlichen Sitzverlegung der Patientenstamm des Abgebers für das MVZ künftig verloren geht.

4.2.8 Widerspruch gegen die Entscheidung des Zulassungsausschusses

Die Verfahrensbeteiligten können gegen die Entscheidung des Zulassungsausschusses innerhalb eines Monats den Berufungsausschuss anrufen. Dieser Widerspruch hat aufschiebende Wirkung. Derjenige Bewerber, welcher die Zulassung erhalten hat, kann deshalb seine vertragsärztliche Tätigkeit nicht aufnehmen, bis über den Widerspruch rechtskräftig entschieden wurde. Nach Überprüfung des Zulassungsbescheides steht den Verfahrensbeteiligten noch der Rechtsweg vor den Sozialgerichten offen. Ein lang dauerndes Verfahren kann zu einem ernsten Hindernis in Bezug auf die Fortführung der Praxis werden. Umso wichtiger ist es, bereits im Ausschreibungsverfahren mit allen Bewerbern Verbindung aufzunehmen, um möglichst frühzeitig die Chancen für den Wunschnachfolger einschätzen zu können.

4.3 Eingeschränkte Zulassung (Job-Sharing)

In gesperrten Planungsbereich besteht auf Grundlage des sog. Job-Sharing eine Ausnahmeregelung für die Zulassung eines Arztes. Beim Job-Sharing üben Ärzte desselben Fachgebietes die vertragsärztliche Tätigkeit gemeinsam aus, wobei sich beide sich verpflichten, den bisherigen Praxisumfang nicht zu überschreiten. Hierbei wird eine bestehende Zulassung virtuell geteilt und diese beschränkte Zulassung an die bisherige Zulassung des Vertragsarztes „angehängt". Ein Vertragsarzt kann stets nur einen Job-Sharer auf sich zuordnen lassen. Auf Grundlage einer Job-Sharing-Zulassung können zwei Ärzte eine Berufsausübungsgemeinschaft als gleichberechtigte Partner führen. Wesentlicher Nachteil der Job-Sharing-Zulassung ist, dass die Praxis eine Leistungsobergrenze zugewiesen bekommt. Das vertragsärztliche Honorarvolumen wird also auf den heutigen Umfang „gedeckelt". Erst nach zehnjähriger gemeinsamer Tätigkeit erhält der Juniorpartner eine eigene reguläre Zulassung. Die Leistungsbegrenzung fällt dann weg. Die Genehmigung einer gemeinsamen Tätigkeit auf Grundlage des Job-Sharings muss ebenfalls durch den Zulassungsausschuss genehmigt werden. Neben dem formlosen Antrag muss die Verpflichtungserklärung beider Ärzte zur Anerkennung der berechneten Leistungsobergrenze unterschrieben werden. Eine Besserstellung im vertragsärztlichen Nachbesetzungsverfahren erhält der BAG-Job-Sharer nach mindestens fünfjähriger gemeinsamer Berufsausübung. Darin unterscheidet sich der BAG-Job-Sharer vom Angestellten-Job-Sharer. Für den letzteren ist diese Besserstellung im Nachbesetzungsverfahren nicht vorgesehen. Grundsätzlich bleibt jedoch die Beschränkung des künftigen Leistungsumfangs der Hauptnachteil der Job-Sharing-Zulassung.

4.4 Tätigkeit als angestellter Vertragsarzt

Ein niedergelassener Vertragsarzt kann bis zu drei Ärzte bei sich anstellen. Sollte der Planbereich für das betreffende Fachgebiet des Vertragsarztes gesperrt sein, müssen die angestellten Vertragsärzte der gleichen Fachgruppe angehören. In Planbereichen ohne Zulassungsbeschränkungen können auch fachgebietsfremde Ärzte beim Vertragsarzt angestellt werden. Der Vertragsarzt erhält die Zulassungen für die anzustellenden Ärzte entweder im Rahmen des üblichen Nachbesetzungsverfahrens. Er bewirbt sich also auf einen ausgeschriebenen Vertragsarztsitz mit seinem darauf anzustellenden Arzt. Möglich ist aber auch, dass ein Praxisabgeber auf seine Zulassung zum Zwecke der Anstellung bei einem anderen Vertragsarzt verzichtet. Der bisherige Vertragsarzt und Praxisabgeber wird dadurch zum angestellten Vertragsarzt des aufnehmenden Kollegen. Seit dem Jahr 2012 ist es möglich, dass die sog. Angestellten-Zulassung wieder in eine vollwertige Vertragsarztzulassung rückumgewandelt wird. Bestand die Praxis z.B. bislang aus einem Vertragsarzt als Praxisinhaber und einem angestellten Vertragsarzt, können die beiden nach Rückumwandlung der Angestellten-Zulassung eine Berufsausübungsgemeinschaft bestehend aus zwei Vertragsärzten gründen. Diese rechtliche Möglichkeit der Rückumwandlung von Angestelltenzulassung ist in der Nachbesetzungspraxis inzwischen oft anzutreffen. Hierbei erwirbt ein Praxisinhaber die Praxis eines Abgebers. Der betreffende Abgeber verzichtet anschießend auf seine Zulassung zum Zwecke der Anstellung beim Erwerber. Nach einem oder zwei Quartalen wird dieser angestellte Vertragsarzt entlassen. Ein Wunschnachfolger wird anschließend auf diese frei gewordene Angestellten-Zulassung beim Praxisinhaber angestellt. Es vergehen dann weitere 1 bis 2 Quartale und die Angestellten-Zulassung wird rückumgewandelt in eine vollwertige Vertragsarztzulassung. Das geschilderte Vorgehen führt dazu, dass der Wunsch-Partner des Praxisinhabers eine Zulassung von einem Abgeber erhält, ohne dass es zu einer öffentlichen Ausschreibung des Vertragsarztsitzes kommt. Das Risiko, dass der Zulassungsausschuss einen anderen Bewerber als den Wunsch-Partner zulässt, wird umgangen. Der Gesetzgeber hat diese Möglichkeit jedoch nicht zu dem Zweck geschaffen, dass das Nachbesetzungsverfahren umgangen wird. Wichtig ist also, dass die ärztliche Leistungserbringung und Leistungsabrechnung in jedem Quartal des geschilderten Vorgangs in Übereinstimmung mit den vertragsärztlichen Bestimmungen erfolgt. Anderenfalls käme der Zulassungsausschuss zu dem Schluss, dass die abgegebenen Erklärungen nicht ernstlich gemeint waren. Werden sämtliche Vorgaben jedoch beachtet, dann stellt der Umweg über die Angestellten-Zulassung eine sichere Variante zum Erhalt einer vertragsärztlichen Zulassung dar.

4.5 Neuerungen durch das GKV-Versorgungsstärkungsgesetz

Seit Oktober 2014 liegt ein Referentenentwurf des Bundesgesundheitsministeriums vor, welcher die gesetzlichen Rahmenbedingungen für die vertragsärztliche Versorgung in Teilbereichen neu regelt, der sog. Entwurf zum GKV-Versorgungsstärkungsgesetz. Diese Ministeriumsvorlage wird derzeit in den polititschen Gremien diskutiert und hat noch keine Gesetzeskraft. Eine der vorgeschlagenen Änderung betrifft den Bereich der Nachbesetzung von Vertragsarztsitzen. Hierfür exitiert seit dem GKV-Versorgungsstrukturgesetz ein Verfahren, mit welchem die Nachbesetzungsfähigkeit des Vertragsarztsitzes überprüft wird (→*Kapitel 4.2.4*). Der Zulassungsausschuss kann hiernach eine Zulassung gegen Zahlung einer Entschädigung einziehen, wenn diese nicht versorgungsrelevant ist. Von dieser gesetzgeberischen Ermächtigung haben die Zulassungsausschüsse bisher kaum Gebrauch gemacht. Der Referentenentwurf zum GKV-Versorgungsstärkungsgesetz sieht nun vor, dass diese Kann-Vorschrift in eine Soll-Vorschrift geändert wird. Problematisch an dieser Regelung ist insgesamt, dass das Gesetz bisher keine Angaben zu Art und Höhe der Entschädigung für diese faktische Enteignung enthält. Dies ist jedoch verfassungsrechtlich geboten. Es bleibt deshalb abzuwarten, mit welchem Inhalt das GKV-Versorgungsstärkungsgesetz im Laufe des Jahres 2015 in Kraft treten wird. Für den angehenden Praxisgründer hat dies nur bedingt eine Auswirkung, da er sich grundsätzlich nur auf ausschreibungsfähige Vertragsarztsitze bewerben kann.

4 Die vertragsärztliche Zulassung

5 Vertragsabschlüsse bei Praxisübernahmen

5 Vertragsabschlüsse bei Praxisübernahmen

5.1 Vorvertragliche Bindung der Parteien

Abzuraten ist der Abschluss von sogenannten Vorverträgen. Soll darin mehr als nur die reine Absicht erklärt werden, dass man sich in Verhandlungen befindet, entfaltet der Vorvertrag bereits rechtliche Wirkungen. Dann ist es besser, sogleich einen vollwirksamen Vertrag zu schließen, als einen noch unverbindlichen Vorvertrag. Da der Abgeber einer Praxis im Rahmen der vertraglichen Annäherung bereits Informationen zur Größe und Umsatz der Praxis offenbaren muss, wird oftmals eine Verschwiegenheitserklärung vom Kaufinteressent angefordert. Gegen die Abgabe einer Verschwiegenheitserklärung ist im Grunde nichts einzuwenden, da das Bedürfnis des Abgebers nach Diskretion verständlich ist.

Formulierungsbeispiel:

„Hiermit verpflichte ich mich gegen über Herrn/Frau N.N., im Nachbesetzungsverfahren für deren Praxissitz die Verschwiegenheit über alle Informationen zu bewahren, die mir über den Praxisbetrieb und die finanziellen Verhältnisse des Praxisabgebers Herrn/Frau N.N. bekannt werden. Von der Verschwiegenheitspflicht ausgenommen ist die Übermittlung des Praxiskaufvertrages an den Zulassungsausschuss der Kassenärztlichen Vereinigung. Ich verpflichte mich, an Herrn/Frau N.N. eine Vertragsstrafe in Höhe von 2.000 Euro für jeden Fall der Verstoßes gegen diese Verschwiegenheitsverpflichtung zu bezahlen."

Um spätere Verzögerungen und Schwierigkeiten zu vermeiden, wird der Abgeber möglicherweise auch eine Verzichtserklärung über die Nichteinlegung von Rechtsbehelfen einfordern. Hiermit würde sich der spätere Bewerber im Nachbesetzungsverfahren verpflichten, Rechtsbehelfe gegen die Entscheidung des Zulassungsausschusses einzulegen. Diese Form der Erklärung entfaltet gegenüber der Kassenärztlichen Vereinigung keine Wirksamkeit. Vielmehr dienen Erklärungen dieses Inhaltes als zivilrechtliches Druckmittel, falls ein abgewiesener Bewerber gegen die Entscheidung im Nachbesetzungsverfahren vorgehen möchte.

> **Formulierungsbeispiel:**
>
> „Hiermit verpflichte ich mich gegenüber Herrn/Frau N.N., weder Widerspruch noch Klage gegen die künftige Zulassungs- und Auswahlentscheidung des Zulassungs- oder Berufungsausschusses zu erheben. Es ist mit bewusst, dass ein Verstoß gegen diese Verpflichtung Schadenersatzansprüche zur Folge haben kann."

5.2 Schriftformerfordernis

Aus Gründen der Beweissicherung sollte ein Praxiskaufvertrag und Praxismietvertrag stets schriftlich abgeschlossen werden. Eine notarielle Beurkundung des Praxiskaufvertrages ist nur erforderlich, wenn Grundvermögen oder grundstücksgleiche Rechte mit übertragen werden sollen. Das Finanzamt hat das Recht, die Vorlage des Praxiskaufvertrages und des Mietvertrages zu verlangen. Bei der Kassenärztlichen Vereinigung ist die Vorlagepflicht unterschiedlich. Teilweise wird die Vorlage des Praxiskaufvertrages verlangt, teilweise genügt die Erklärung des Abgebers, dass ein solcher abgeschlossen wurde.

5.3 Verhältnis der vertragsärztlichen Zulassung zum Praxiskaufvertrag

Die Entscheidung der öffentlichen Behörde „Zulassungsausschuss" hat keine unmittelbare Auswirkung auf den zuvor geschlossenen privatrechtlichen Praxiskaufvertrag. Kommt deshalb die Übertragung der Zulassung nicht zu Stande, berührt dies zunächst die Wirksamkeit des Kaufvertrages nicht. Der Erhalt der Zulassung zur Teilnahme an dem System der vertragsärztlichen Versorgung ist jedoch der wesentliche Grund, weshalb der Praxisübernehmer den privatrechtlichen Praxiskaufvertrag mit dem Praxisabgeber schließt. Um das öffentlich-rechtliche Zulassungsverfahren an den Praxiskaufvertrag zu koppeln, ist es deshalb erforderlich, den Praxiskaufvertrag unter der aufschiebenden Bedingung der erfolgreichen Zulassung abzuschließen. Noch besser ist die Vereinbarung eines Rücktrittrechts, dass innerhalb einer angemessenen Frist von z. B. 4 Wochen ausgeübt werden muss. Der Fristlauf müsste mit Zustellung des Ablehnungsbescheids oder ab Einlegung eines Widerspruchs eines abgewiesenen Bewerbers beginnen. Der Beschluss des Zulassungsausschusses, welcher allen Bewerbern und dem Praxisabgeber zugestellt wird, ist erst wirksam, wenn innerhalb eines Monats seit seiner Zustellung kein Widerspruch erhoben wird. Sollte einer der Bewerber, der sich für geeigneter hält und gleichwohl nicht zum Zuge kam, Widerspruch einlegen, tritt die Bestandskraft der Zulassungsentscheidung erst mit Abschluss des Verfahrens oder mit Rücknahme des Rechtsmittels ein.

5 Vertragsabschlüsse bei Praxisübernahmen

5.4 Notwendiger Inhalt eines Praxiskaufvertrages

5.4.1 Kaufgegenstand

Gegenstand des Praxiskaufvertrages ist in der Regel die Einrichtung der Arztpraxis nebst Patientenstamm unter Wahrung der Verpflichtung zur Berufsverschwiegenheit. Neben dem materiellen Praxisvermögen wird deshalb in der Regel auch der immaterielle Wert der Praxis mit vergütet. Nicht Gegenstand des Praxiskaufvertrages ist die vertragsärztliche Zulassung. Über diese Zulassung kann der Praxisabgeber nicht verfügen. Die Zulassung wird einzig durch den Zulassungsausschuss im Wege eines öffentlich-rechtlichen Verwaltungsaktes entschieden. Das materielle Praxisvermögen (Praxisinventar, Einrichtungsgegenstände, Literatur, EDV mit Abrechnungssoftware) sollte in einer Anlage exakt bezeichnet werden, damit feststeht, was eigentlich verkauft wird.

Formulierungsbeispiel:

(1) „Mit der Übernahme der Praxis und der vollständigen Zahlung des Kaufpreises gehen die in der anliegenden Liste – Anlage 1 – aufgeführten Einrichtungsgegenstände und Fachliteratur, ausgenommen der persönlichen Gegenstände des Veräußerers, die im Alleineigentum des Veräußerers stehen und mit Ausnahme des Vermieterpfandrechts frei von Rechten Dritter sind, in das Eigentum und den Besitz des Erwerbers über.

(2) Die Übernahme des Inventars erfolgt wie besichtigt; eine Haftung des Veräußerers für Sachmängel nach Übergabe ist ausgeschlossen. Der Veräußerer versichert, dass die technischen Geräte zum Zeitpunkt der Übergabe regelmäßig gewartet wurden, vollumfänglich funktionsfähig sind und ihm versteckte Mängel nicht bekannt sind.

(3) Im Rahmen der Übergabe wird durch die Parteien ein Übergabeprotokoll gefertigt."

5.4.2 Praxiskaufpreis, Fälligkeit

Der Kaufpreis ist das Ergebnis der Einigung zur Übertragung der materiellen und immateriellen Praxiswerte. Es liegt die Vermutung nahe, dass der Praxiskaufpreis zugleich auch der Verkehrswert ist. Zwingend ist dies jedoch nicht, da der Kaufpreis das Ergebnis der individuellen Einigung zwischen zwei Parteien darstellt. Für die künftige Rechnungslegung bei dem Praxisübernehmer ist es sinnvoll, den Wert der Praxis nach dem materiellen Praxiswert und dem ideellen Praxiswert aufzuteilen. Der Wert des materiellen Praxisvermögens ergibt sich oftmals aus den Restbuchwerten des Anlagevermögens. Es sollten Ausführungen im Praxiskaufvertrag über die angewendete Bewertungsmethode oder über die darin eingestellten Parameter werden gemacht, um spätere Preisminderungen abzuwehren. Der Kaufpreis kann frühestens fällig werden, wenn auch die vertragsärztliche Zulassung dem Nachfolger zugeteilt wurde. Dies ist mit Ablauf der Widerspruchsfrist in Bezug auf die abgewiesenen Konkurrenten der Fall. Ein geeigneter Fälligkeitszeitpunkt zur Bezahlung des Kaufpreises sind die Übergabe der Praxis oder die Versendung eines Informationsschreibens an die Patienten der Praxis. Je genauer dieser Termin bestimmt ist, desto besser.

5.4.3 Abgrenzung der Honoraransprüche

Üblicherweise werden Forderungen aus bereits geleisteten Behandlungen nicht mit veräußert. All diejenigen Honoraransprüche, die bis zum Übergabezeitpunkt bereits wirtschaftlich entstanden sind, verbleiben demnach beim Praxisabgeber. Die Nachzahlungen der Kassenärztlichen Vereinigung, die erst nach Übergabe der Praxis auf dem Bankkonto eingehen, sind deshalb laufender Gewinn aus selbständiger Arbeit des Praxisabgebers. Sollte die Praxis zum 31.12. eines Jahres verkauft werden und gehen Honorare erst nach dem Jahreswechsel auf dem Konto des Abgebers ein, sind dies Einkünfte, die ebenfalls im Jahr der Praxisabgabe versteuert werden. Künftige Honorarregresse gegenüber dem Praxisabgeber wirken ebenfalls auf den Zeitpunkt der Praxisveräußerung zurück.

5.4.4 Konkurrenzschutzklausel

Wenn der Praxisübernehmer auch für den Patientenstamm bezahlt, ist eine Konkurrenzschutzklausel in den Praxiskaufvertrag aufzunehmen. Das Wettbewerbsverbot darf jedoch nicht zu weit gezogen werden. Anderenfalls führt dies faktisch zu einem Berufsausübungsverbot. Dies würde der Praxisabgeber in seinem Recht auf freie Berufsausübung unzulässig beschränken und die Klausel wäre unwirksam. Im Praxisübergabevertrag muss das Wettbewerbsverbot deshalb zeitlich, räumlich und gegenständlich auf das notwendige Maß beschränkt werden. Selbst bei einer Abgabe der Praxis aus Altersgründen ist ein uneingeschränktes Wettbewerbsverbot unzulässig. Die zeitliche Beschränkung beträgt üblicherweise Obergrenze von 3 Jahre. Die örtliche Beschränkung ist mit dem Einzugsbereich der Praxis gleichzusetzen. Gegenständlich ist die Konkurrenzschutzklausel auf das Fachgebiet des Abgebers zu beschränken. Erlaubt sein müssen kurzfristige Praxisvertretungen oder die gelegentliche Behandlung von nahe stehenden Personen. Es ist zulässig, dass auch die Angestelltentätigkeit vom Wettbewerbsverbot umfasst ist. Damit kann der Abgeber auch nicht als Angestellter einer örtlich nahegelegenen Konkurrenzpraxis tätig werden. Der Konkurrenzschutz kann durch die Aufnahme einer angemessenen Vertragsstrafe gesichert werden. Neben der Vertragsstrafe kann ein zusätzlicher Unterlassungsanspruch nicht geltend gemacht werden, es sei denn, dies wird im Vertrag ausdrücklich geregelt.

5 Vertragsabschlüsse bei Praxisübernahmen

Formulierungsbeispiel:

(1) „Dem Veräußerer ist es untersagt, sich innerhalb von 2 Jahren ab Praxisübergabe im Umkreis von 3 km Luftlinie vom Praxissitz des Veräußerers als Facharzt für .... - Fachgebiet .... - niederzulassen oder eine sonstige ambulante ärztliche Tätigkeit in seinem Fachbereich in freiberuflicher oder abhängiger Stellung in einer Vertragsarzt- oder Privatpraxis, einem Medizinischen Versorgungszentrum oder einer vergleichbaren ärztlich geleiteten ambulanten Einrichtung aufzunehmen. Die Anstellung bei dem Erwerber, sowie gelegentliche Praxisvertretungen bis zu insgesamt 6 Wochen im Kalenderjahr oder eine Gutachtertätigkeit werden durch dieses Verbot nicht berührt.

(2) Für den Fall der Zuwiderhandlung hat der Veräußerer an den Erwerber für die Dauer des Rückkehrverbotes eine Vertragsstrafe für jeden Monat der Zuwiderhandlung von EUR ..... mithin EUR ... pro Jahr zu zahlen, soweit nicht der Erwerber die Unterlassung der verbotswidrigen Tätigkeit verlangt und durchsetzt. Weitergehende Schadensersatzansprüche des Erwerbers bleiben unberührt."

5.4.5 Übergabe der Patientendatei; Verpflichtung zur Berufsverschwiegenheit

Eine Bestimmung in einem Vertrag über die Veräußerung einer Arztpraxis, die den Veräußerer auch ohne Einwilligung der betroffenen Patienten verpflichtet, die Patienten- und Beratungskartei zu übergeben, verletzt das informationelle Selbstbestimmungsrecht der Patienten und die ärztliche Schweigepflicht (Art. 2 Abs. 1 GG, § 203 StGB); sie ist wegen Verstoßes gegen ein gesetzliches Verbot (§ 134 BGB) nichtig.[3] Der Praxisabgeber darf deshalb Krankenunterlagen nur nach ausdrücklicher Einwilligung des Patienten an den Praxisübernehmer weitergeben. Nur wenn der Patient in eindeutiger und unmissverständlicher Weise erklärt, dass er der Weitergabe der Krankenunterlagen an den Erwerber zustimmt, dürfen diese weitergegeben werden. Eine vertragliche Weitergabe-

---

[3] BGH-Urteil vom 11.12.1991, VIII ZR 4/91

5 Vertragsabschlüsse bei Praxisübernahmen

verpflichtung ohne vorherige Zustimmung des betroffenen Patienten kann die Unwirksamkeit des gesamten Praxiskaufvertrages zur Folge haben.[4] Dies gilt auch bei Aufnahme einer salvatorischen Klausel. Die unbefugte Weitergabe der Patientenkartei steht als Verstoß gegen die Verpflichtung zur Berufsverschwiegenheit unter Strafe.

Formulierungsbeispiel:

(1) „Mit der Übergabe der Praxis und der vollständigen Zahlung des Kaufpreises geht die Patientendatei mit sämtlichen Krankenunterlagen in das Eigentum des Erwerbers über, soweit eine schriftliche Einwilligungserklärung der Patienten vorliegt.

(2) Im Übrigen nimmt der Erwerber die Patientendatei für den Veräußerer in Verwahrung. Auf das Verwahrungsverhältnis finden die §§ 688 ff. BGB Anwendung, soweit sich aus dem Folgenden nichts Abweichendes ergibt.

a) Der Erwerber verpflichtet sich zur unentgeltlichen Aufbewahrung der Alt-Kartei in einem verschlossenen Aktenschrank, getrennt von der laufenden Kartei des Erwerbers und sicher vor dem Zugriff des Praxispersonals. Der Veräußerer erhält einen Zweitschlüssel zu diesem Aktenschrank sowie ein Zutrittsrecht nach jeweiliger Voranmeldung.

b) Der Erwerber verpflichtet sich, auf die Alt-Kartei nur dann Zugriff zu nehmen, wenn der Patient ihrer Nutzung durch den Erwerber oder ihrer Überlassung an einem mit- oder nachbehandelnden Arzt im Original oder in Kopie schriftlich zugestimmt hat. Erklärt der Patient auf diese Weise sein Einverständnis zur Nutzung der Alt-Kartei, dürfen seine Unterlagen aus der Alt-Kartei entnommen und in die laufende Patientenkartei des Erwerbers eingebracht bzw. versandt werden. Die aus der Alt-Kartei entnommenen Vorgänge werden vom Erwerber in einer laufenden Liste erfasst.

---

[4] BGH-Urt. vom 11.10.1995, VIII ZR 25/94

c) Die Aufbewahrung der Alt-Kartei für den Veräußerer erfolgt unentgeltlich; § 690 BGB findet keine Anwendung.

d) Die Aufbewahrungspflicht des Erwerbers endet mit Ablauf der in der ärztlichen Berufsordnung vorgeschriebenen Aufbewahrungspflichten, sofern nicht nach anderen Vorschriften längere Aufbewahrungsfristen bestehen. §§ 695 bis 700 BGB finden keine Anwendung.

(3) Der Veräußerer hat außerdem Patientendaten mittels EDV archiviert. Der Erwerber ist berechtigt, über diesen Datenbestand zu verfügen, soweit eine schriftliche Einverständniserklärung des Patienten vorliegt.

(4) Der übrige Datenbestand ist gesperrt und mit einem Passwort versehen. Das Passwort für den Zugriff darf von dem Erwerber nur verwendet werden, nachdem der Patient in die Nutzung des Alt-Datenbestandes durch den Erwerber oder durch einen nachbehandelnden Arzt schriftlich eingewilligt hat.

(5) Nach Ablauf der in der ärztlichen Berufsordnung oder in einer anderen einschlägigen Vorschrift vorgeschriebenen Aufbewahrungsfristen ist der Erwerber zur Löschung der Patientendaten berechtigt."

5.4.6 Rücktritt vom Vertrag

Wie oben dargestellt, lässt das Scheitern des vertragsärztlichen Nachbesetzungsverfahrens die Wirksamkeit des zivilrechtlichen Kaufvertrages unberührt. Beide Seiten des Praxiskaufvertrages haben deshalb ein Interesse daran, den Vertrag auch wieder lösen zu können, sollte es mit dem Nachbesetzungsverfahren zu Schwierigkeiten kommen. Ein Weg, dies im Vertrag vorzusehen, ist die Vereinbarung von Rücktrittsrechten.

Formulierungsbeispiel:

(1) „Der Erwerber und der Veräußerer sind berechtigt, vom Vertrag zurückzutreten, wenn der Zulassungsausschuss die Übertragung der Arztstelle auf den Erwerber und die Anstellung des Veräußerers bestandskräftig abgelehnt hat. Weiterhin besteht ein Rücktrittsrecht, sofern im Falle der Einleitung eines Nachbesetzungsverfahrens,

- durch den Zulassungsausschuss oder den Berufungsausschuss für Ärzte anstelle des Erwerbers ein Mitbewerber zugelassen wird;

- von einem Mitbewerber gegen die Ablehnung seines Zulassungsantrags durch den Zulassungsausschuss oder den Berufungsausschuss für Ärzte Rechtsmittel eingelegt werden;

- der Erwerber nicht spätestens sechs Monate nach dem kalendermäßig bestimmten Übergabestichtag bestandskräftig zur Teilnahme an der vertragsärztlichen Versorgung zugelassen wurde.

(2) Der Erwerber ist berechtigt vom Vertrag zurückzutreten im Falle der dauerhaften Berufsunfähigkeit oder Todes des Veräußerers.

(3) Die Erklärung des Rücktritts hat schriftlich zu erfolgen. Das Rücktrittsrecht des Erwerbers entfällt, wenn der Erwerber im Zeitpunkt der Erklärung des Rücktritts bereits die bestandskräftige Zulassung für die vertragsärztliche Tätigkeit/Arztstelle am Praxisstandort besitzt."

5.5 Praxismietvertrag

Ein grundlegend wichtiger Vertrag für die Praxis ist der Praxismietvertrag. Erstaunlicherweise wird diesem zivilrechtlichen Vertragswerk oftmals wenig Aufmerksamkeit zu teil, obwohl die wirtschaftliche Bedeutung bei 5 oder 10 Jahren Laufzeit beträchtlich sein kann. Der Abschluss eines Praxiskaufvertrages zwischen Abgeber und Übernehmer hat zunächst keinen Einfluss auf den Praxismietvertrag. Da der Vermieter sich seine Vertragspartner selbst aussuchen darf, benötigt der Praxiskäufer entweder einen neuen Mietvertrag oder eine Vereinbarung mit dem Vermieter, dass er den Regelungen des bisherigen Mietvertrages unterstellt wird. Ein Eintritt in den Mietvertrag durch einseitige Erklärung des Praxisabgebers dürfte die Ausnahme sein. Bei Abschluss eines neuen Praxismietvertrages sollte bereits die Möglichkeit einer zukünftigen Veräußerung der Praxis vorgesehen werden.

Formulierungsbeispiel:

„Der Mieter ist berechtigt, bei Veräußerung der Praxis einen Nachfolger für den Mietvertrag zu benennen, der nach Genehmigung des Vermieters anstelle des Mieters das Vertragsverhältnis allein fortsetzt. Der Vermieter kann die Genehmigung des Parteiwechsels nur dann versagen, wenn in der Person des vom Mieter benannten Nachfolgers ein wichtiger Grund liegt oder wenn der vereinbarte Nutzungszweck des Mietobjekts durch die Veräußerung einer Veränderung erfahren würde. Als wichtige Gründe für die Versagung der Erlaubnis gelten insbesondere begründete Zweifel des Vermieters an der wirtschaftlichen Leistungsfähigkeit und/oder der persönlichen Zuverlässigkeit der Dritten und/oder seiner Mitarbeiter."

Auch sollte bei Abschluss eines neuen Praxismietvertrages die Aufnahme eines Konkurrenzschutzes ausdrücklich vorgesehen sein.

Im Falle der Nachbesetzung einer Vertragsarztzulassung müssen die Praxisräume zumindest übergangsweise durch den Praxisübernehmer genutzt werden.

Kürzester Zeitraum für die Weiterbenutzung wäre ein Quartal. Der Praxisabgeber sollte seinen Mietvertrag rechtzeitig kündigen und eine Bestätigung des Vermieters einholen, dass dieser einen Neuvertrag mit dem Praxisübernehmer zu ähnlichen Bedingungen abschließen wird. Sollte der Vertragsarztsitz an eine neue Adresse verlegt werden, ist dies nur nach vorheriger Zustimmung des Zulassungsausschusses durchführbar.

5.6 Haftungsfragen bei Praxisabgeber und Praxisübernehmer

Der in eine Gemeinschaftspraxis eintretende Gesellschafter, also der Erwerber eines Anteils, haftet auch für die vor seinem Eintritt begründeten Verbindlichkeiten.[5] Hiervon sind vermutlich sogar Ansprüche aus Behandlungsfehlern in der Vergangenheit betroffen. Verbindlichkeiten, die älter als fünf Jahre sind, bleiben hiervon ausgeschlossen. Die Haftung für Altverbindlichkeiten gilt dann nicht, wenn eine angestammte Einzelpraxis in eine neu gegründete Gemeinschaftspraxis eingebracht wird, um den Beruf zukünftig gemeinsam auszuüben.[6] Häufigster Streitfall im Rahmen der Mängelhaftung sind fehlerhafte Angaben des Praxisabgebers zum Umsatz und Ertrag seiner Praxis. Strittig ist in diesem Zusammenhang, ob bereits die Vorlage der Gewinnermittlungen eine stillschweigende Beschaffenheitsvereinbarung enthält, selbst wenn im Praxiskaufvertrag hierzu keine Angaben gemacht wurden. Nicht empfehlenswert ist es, Angaben zum Umsatz und Ertrag der Praxis gegenüber dem Praxisübernehmer zu garantieren. Dies kann zu Rücktrittsrechten des Praxisübernehmers sowie zur Geltendmachung von Schadenersatzansprüchen führen. Bezüglich des Sachvermögens der Praxis ist ratsam, einen Ausschluss von Mängelhaftungsansprüchen in den Praxiskaufvertrag aufzunehmen. Üblich ist, dass die Haftung des Veräußerer für sichtbare und verborgene Mängel des Inventars ausgeschlossen wird. Neben der Gewährleistungshaftung kann den Praxisabgeber auch eine Haftung für Verschulden bei Vertragsschluss treffen. Hierunter fällt insbesondere, wenn der Praxisabgeber aufklärungspflichtige Tatsachen verschweigt: Selbst wenn die Parteien entgegen gesetzte Interessen vertreten, besteht für jede Seite die Pflicht, den anderen Teil über diejenigen Umstände aufzuklären, die den Vertragszweck

---

[5] BGH-Urt. v. 07.04.2003, II ZR 56/02
[6] BGH-Urt. v. 22.01.2004, IX ZR 65/01

vereiteln können und daher für den Entschluss des Käufers von wesentlicher Bedeutung sind. So müsste der Praxisabgeber auf Besonderheiten seiner Patientenstruktur hinweisen, wenn er seinen wesentlichen Umsatz nur mit wenigen Patienten macht oder ihm nur von wenigen Ärzten oder Beratungsstellen Patienten zugewiesen werden. Handelt der Praxisabgeber sogar arglistig, kann der Praxisübernehmer den Vertrag anfechten und Schadenersatz fordern.

5.7 Schriftformklausel; Salvatorische Klausel

In den Verträgen sollte eine Regelung aufgenommen werden, dass Änderungen oder Ergänzungen des Vertrages zu ihrer Wirksamkeit der Schriftform bedürfen. Auch sollte der Hinweis aufgenommen werden, dass mündliche Nebenabreden nicht getroffen sind. Die sogenannte Salvatorische Klausel besagt, dass die Unwirksamkeit einzelner Bestimmungen des Vertrages nicht den gesamten Praxiskaufvertrag zu Fall bringen soll. Die Wirksamkeit dieser Regelung gilt jedoch nicht uneingeschränkt.

5.8 Schlichtungs- und Schiedsgerichtsklausel

Eine Schlichtungsklausel hat zum Inhalt, dass die Vertragsparteien vor Anrufung der Gerichte einen unabhängigen Schlichter einschalten müssen. Erst wenn dessen Vorschlag zur Konfliktlösung abgelehnt wurde, steht der Rechtsweg offen. Diese Regelung ist nur sinnvoll, wenn sich beide Parteien auf einen Schlichter einigen können. Die Schiedsgerichtsklausel hingegen besagt, dass sämtliche Rechtsstreitigkeiten aus dem Vertrag nicht vor den ordentlichen Gerichten ausgetragen werden. Vielmehr ist ein Schiedsgerichtsverfahren durchzuführen, welches in der Regel nicht öffentlich ist. Schiedsgerichtsverfahren sind oftmals kostenintensiver als erstinstanzliche Gerichtsverfahren.

5.9 Anwaltsgebühren für die Beratung bzw. Erstellung eines Praxiskaufvertrages

Rechtsberatung im Zusammenhang mit einem Praxiskaufvertrag sind anwaltliche Tätigkeiten, welche üblicherweise nach dem Rechtsanwaltsvergütungsgesetz (RVG) berechnet werden. Bereits beim ersten Tätigwerden eines Anwalts fallen diese Gebühren nach dem RVG an, unabhängig davon, ob es später zu einem Vertragsschluss kommt, oder nicht. Die sog. Erstberatungsgebühr gilt nur für Rechtsberatung gegenüber einem Nichtunternehmer. Oftmals wird das anwaltliche Honorar vorab schriftlich fixiert in einer sog. Honorarvereinbarung.

Durch die Verbindung des allgemeinen Zivilrechts mit dem Sozialrecht (Nachbesetzung der Vertragsarztzulassung) ist der 1,5-fache Satz der Gebühr nach dem RVG in der Regel die unterste Grenze des Honoraranspruchs. Um die Kosten einer Vertragserstellung in die eigene Kostenplanung aufnehmen zu können, sollte der Existenzgründer mit der Mandatierung des Anwalts auch eine Aussage zur Höhe der Anwaltskosten erhalten. Für einen Rechtsanwalt ist es ebenfalls besser, wenn er sich sicher sein kann, dass der Mandant über die Höhe der Gebühren im Bilde ist. Das Gespräch über die entstehenden Gebühren sollte deshalb zu Beginn offen und konstruktiv gesucht werden.

6 Niederlassungsformen bei Ärzten

6.1 Einzelpraxis

Die überwiegende Anzahl der niedergelassenen Ärzte in Deutschland übt ihren Beruf in einer Einzelpraxis aus. Bestand eine Einzelpraxis früher stets nur aus einem dort tätigen Arzt und seinen fachlichen Mitarbeitern, können heute auch angestellte Vertragsärzte in einer Einzelpraxis tätig sein. Trotz der Bezeichnung „Einzelpraxis" können bis zu drei Vertragsärzte in Vollzeit dort als angestellte Ärzte tätig werden. Mit dem Begriff „Einzelpraxis" werden vielmehr die Eigentumsverhältnisse an der Praxis gekennzeichnet, die sich in einer Person vereinen. Die Einzelpraxis hat also stets nur einen Eigentümer, kann gleichwohl mehrere Ärzte auf Grundlage von Angestelltenverträgen beschäftigen. Vorteil der Einzelpraxis ist, dass der Inhaber bei seinen Praxisführungsentscheidungen allein und ohne Mitsprache anderer handeln kann. Werden keine angestellten Ärzte beschäftigt, mangelt es hingegen an der Möglichkeit zur fachlichen Konsultation. Auch bei Abwesenheit wegen Urlaub, Krankheit und Fortbildung muss die Einzelpraxis eine Praxisvertretung organisieren.

6.2 Praxisgemeinschaft

Auch bei der Praxisgemeinschaft wird der ärztliche Beruf nicht gemeinsam mit anderen Kollegen ausgeübt. Die Praxisgemeinschaft bezeichnet lediglich eine Organisationsform, bei welcher zwei unabhängige Praxen die gleiche räumliche Infrastruktur nutzen. Die jeweilige Leistungserbringung erfolgt weiterhin getrennt. Jede Praxis rechnet ihre erbrachten Leistungen getrennt ab. Auch müssen die Grundsätze der ärztlichen Berufsverschwiegenheit im Verhältnis der Praxen zueinander gewahrt bleiben. Die jeweiligen Patientenstämme bleiben getrennt. Auch besteht keine gemeinsame Haftung der beiden Praxen, soweit nicht der Eindruck erweckt wird, es handle sich um eine gemeinsame Berufsausübung. Die Gründung einer Praxisgemeinschaft muss der Kassenärztlichen Vereinigung und der ärztlichen Bezirksverband angezeigt werden. Die Motive zur Gründung einer Praxisgemeinschaft sind zumeist das Kosteneinsparungspotential durch die gemeinsame Anschaffung und Nutzung von Infrastruktur. Erbringt die Praxisgemeinschaft über die Raumnutzung hinaus Leistungen gegenüber den Mitgliedspraxen, sind die Kosten verursachungsgerecht aufzuteilen. Da es hierbei auch zu Leistungsaustauschen kommen kann, die der Umsatzsteuer unterliegen, sollte der Vertrag über die Gründung einer Praxisgemeinschaft mit dem Steuerberater abgestimmt werden.

6.3 Berufsausübungsgemeinschaft

Schließen sich mindestens zwei Vertragsärzte zur gemeinsamen Berufsausübung zusammen, gründen sie damit eine sogenannte Berufsausübungsgemeinschaft (BAG). Diese Form der gemeinsamen Berufsausübung wurde früher als Gemeinschaftspraxis bezeichnet.

6.3.1 Grundsätzliches zur BAG

Die an einer BAG beteiligten Ärzte können ihren Beruf sowohl an einem gemeinsamen Vertragsarztsitz (örtliche BAG), als auch an unterschiedlichen Vertragsarztsitzen (überörtliche BAG) ausüben. Unter dem gemeinsamen Vertragsarztsitz wird die gleiche postalische Anschrift verstanden. Die Gründung einer BAG bedarf der Genehmigung durch den Zulassungsausschuss. Folge der gemeinsamen Berufsausübung ist, dass fortan sämtliche ärztlichen Leistungen nicht mehr im eigenen Namen, sondern im Namen der BAG erbracht werden. Die Kassenärztliche Vereinigung erlässt einen Honorarbescheid für die gesamte BAG. Auch die Auszahlung des Honorars erfolgt in einer Summe für die gesamte Praxis. Eine Aufteilung des Honorars auf die jeweiligen Leistungserbringer ist bei den vertragsärztlichen Honoraren über die lebenslange Arztnummer (LAN) möglich. Bei den privatärztlichen Honoraren muss die Aufteilung durch die Praxis selbst organisiert werden.

6.3.2 Vor- und Nachteile der gemeinsamen Berufsausübung

Vorteil der Gründung einer BAG sind die Synergieeffekte, die eine gewisse Kostenreduzierung möglich machen. Auch bestehen oftmals Zuschläge bei der gemeinsamen ärztlichen Leistungserbringung. Weiter werden die gegenseitige Vertretung und die Möglichkeit zur fachlichen Konsultation als positiv hervorgehoben. Nachteilig fällt ins Gewicht, dass alle Gesellschafter einer BAG gegenüber Dritten in voller Höhe für alle Verbindlichkeiten der BAG haften. Diese unbeschränkte Haftung im Außenverhältnis kann gegenüber Dritten nicht beschränkt werden. Die Gesellschafter können jedoch vereinbaren, dass untereinander stets derjenige für einen Schaden aufzukommen hat, der ihn auch verursacht hat. Für den jungen Arzt, der in eine bereits bestehende BAG eintritt, besteht diese Haftung gegenüber Dritten vom ersten Tag der Zugehörigkeit an. Dies gilt auch für Verbindlichkeiten, die entstanden sind, als er noch gar nicht zum Gesellschafterkreis gehörte. Vor dem Eintritt in eine bestehende BAG sollte sich ein Interessent deshalb über die Höhe der bestehenden Altverbindlichkeiten (Bank- und Leasingschulden) informieren, um das wirtschaftliche Risiko eines Eintritts in die Gesellschaft abschätzen zu können. Trotz dieser nachteiligen Begleitumstände bleibt die Ausübung des ärztlichen Berufes in einer BAG eine sehr erfolgreiche Form der gemeinsamen Berufsausübung.

6.3.3 Gründung einer BAG

Für die Errichtung einer BAG bestehen mehrere Varianten. Zum einen können zwei Ärzte einen Gesellschaftsvertrag schließen, wonach ein Gesellschafter seine vormalige Einzelpraxis in das gemeinsame Vermögen einbringt. Der andere Gesellschafter hat dafür in das Gesellschaftsvermögen eine Einlage in Geld zu leisten. Die Bareinlage muss der Höhe nach dem Wert der eingebrachten Einzelpraxis entsprechen. Auf diese Weise gründen zwei Ärzte eine BAG, indem der Seniorpartner seine Praxis einlegt und der Juniorpartner eine Bareinlage tätigt. Es ist aber auch möglich, dass sich zwei oder mehrere Einzelpraxen zu einer BAG zusammenschließen. Dies können die beteiligten Praxen an einem gemeinsamen Praxisstandort vollziehen. Oder die bisherigen Einzelpraxen bleiben an ihren jeweiligen Sitzen und der Zusammenschluss erfolgt als überörtliche BAG. Sollte der Wert der jeweiligen Einzelpraxen sich nicht entsprechen, muss entweder ein Aufgeld durch die wertmäßig kleineren Praxen geleistet werden. Oder der Inhaber der größeren Praxis erhält einen größeren Anteil vom Jahresüberschuss, um diesen Umstand wieder auszugleichen.

6.3.4 Eintritt in eine bestehende BAG

Soll ein Arzt in eine bestehende BAG aufgenommen werden, kann er hierzu entweder den Anteil eines Gesellschafters gegen Entgelt übernehmen. Dies hat einen Gesellschafterwechsel zur Folge. Der eintretende Gesellschafter übernimmt die Rechtsposition des ausscheidenden Gesellschafters. Möglich ist auch, dass der hinzutretende Arzt aufgenommen wird und alle übrigen Gesellschafter verbleiben ebenfalls in der BAG. Dies wäre der Fall einer Gesellschaftererweiterung. Zahlt der eintretende Gesellschafter für seine Aufnahme ein „Eintrittsgeld", erwirbt er damit in der Regel einen Anteil an gemeinschaftlichen Vermögen und wird an Gewinn und Verlust der BAG fortan beteiligt. Um einem jungen Arzt die Aufnahme eines Darlehens zu ersparen, gibt es noch das sogenannte „Gewinnverzichtsmodell". Hierbei wird der neue Gesellschafter aufgenommen, er erhält jedoch für seine Tätigkeit in der BAG weniger, als es seiner eingebrachten Arbeitsleistung entspricht. Durch diesen Gewinnverzicht erhalten die Altgesellschafter für die Dauer die Laufzeit der Vereinbarung einen höheren Anteil an den Praxisgewinnen. Beim Gewinnverzicht bezahlt der eintretende Arzt somit nicht mit barer Münze, sondern durch seine Arbeitskraft, die ihm nicht vollständig vergütet wird.

6.3.5 Beendigung einer BAG

Der häufigste Fall der Beendigung einer BAG ist das altersbedingte Ausscheiden eines Gesellschafters und die Fortführung der Praxis mit dem einzig verbliebenen Gesellschafter. Da eine Ein-Mann-BAG rechtlich nicht möglich ist, verbleibt nach dem Ausscheiden des Altgesellschafters eine Einzelpraxis. Die vormalige BAG ist beendet und das Vermögen ist dem verbliebenen Gesellschafter zugewachsen. Der ausgeschiedene Altgesellschafter kann für seinen vormaligen Anteil an der BAG eine Abfindung vom Praxisübernehmer verlangen. Nicht sehr selten ist auch der Fall, dass die gemeinsame Berufsausübung nicht mehr harmoniert und dass sich beide Gesellschafter entschließen, fortan getrennte Wege zu gehen. Wird von jeder Seite ein Teil des betriebsnotwendigen Vermögens übernommen, wird eine sog. Realteilung vorliegen, die unter bestimmten Umständen steuerneutral möglich ist. Im Kern muss hierzu jeder seine Patienten übernehmen und anschließend in eigener Praxis die ärztliche Berufstätigkeit fortsetzen. Die steuerlichen Rahmenbedingungen für die Auflösung, Teilung oder Liquidation einer Gemeinschaftspraxis sind sehr komplex, so dass ein steuerlicher Rat vor Abschluss gesellschaftsrechtlicher Vereinbarungen eingeholt werden sollte.

6.4 Medizinisches Versorgungszentrum (MVZ)

Das Medizinische Versorgungszentrum (MVZ) ist eine fachübergreifende und ärztlich geleitete Einrichtung. Dafür ist erforderlich, dass mehrere Ärzte mit verschiedenen Facharzt- oder Schwerpunktbezeichnungen gemeinsam tätig sind.

6.4.1 Grundsätzliches

Zulässig ist, dass das MVZ nur durch ihre Gesellschafter oder auch gemeinsam mit angestellten Vertragsärzten vertragsärztliche Leistungen erbringt. Sonderrechte bei der Bedarfsplanung oder bei der Abrechnung ärztlicher Leistungen hat das MVZ nicht. Die durchschnittliche Anzahl der in einem MVZ tätigen Ärzte lag Ende 2012 bei 6,1. Die meisten MVZ werden in der Rechtsform einer GmbH betrieben.

6.4.2 Tätigkeit im MVZ als angestellter Arzt

Das MVZ kann Ärzte auf Grundlage eines Arbeitsverhältnisses anstellen. Auf den Anstellungsvertrag finden alle für Arbeitnehmer geltenden arbeitsrechtlichen Vorschriften Anwendung. Damit der angestellte Arzt vertragsärztliche Leistungen erbringen kann, muss eine Arztstelle zur Anstellung des Arztes im MVZ zur Verfügung stehen. Sollte die Arztstelle zur Anstellung des Arztes dem MVZ nicht zur Verfügung stehen, muss das MVZ – wie eine sonstige ärztliche Praxis – diese Zulassung entweder im Wege des Nachbesetzungsverfahrens oder durch Umwandlung einer Vertragsarztzulassung erwerben. In der Vergangenheit wurden hierfür Praxen einschließlich der darin verhafteten Zulassung erworben, um genügend Arztstellen für die Anstellung von Ärzten vorzuhalten. Die Anstellungsgenehmigung darf heute nur noch erteilt werden, wenn Gründe der vertragsärztlichen Versorgung nicht entgegenstehen. Durch diese Einschränkung sollen regionale Versorgungslücken umgangen werden. Im Weiteren wird auf die Ausführungen zu den angestellten Ärzten verwiesen.

6.5 Konsiliar- und Belegarzttätigkeit

Bei einem Konsiliararztvertrag schließt ein Arzt mit einem Krankenhausträger einen Dienstvertrag, auf dessen Grundlage der Arzt als Freiberufler Leistungen gegenüber dem Krankenhaus erbringt. Der Arzt steht in keinem Anstellungsverhältnis mit dem Krankenhaus. Je enger der Konsiliararzt in die Organisation und in den Ablauf des Krankenhausbetriebes eingebunden wird, desto eher liegt der Schluss nahe, dass es sich bei dem Konsiliarius um einen Scheinselbständigen handelt. Um spätere Konflikte mit den Sozialversicherungsträgern zu vermeiden, kann über den sozialrechtlichen Status ein Anfrageverfahren bei der Deutschen Rentenversicherung durchgeführt werden. Da die niedergelassenen Ärzte zu den Einweisern von Patienten in das Krankenhaus gehören, darf die Vergütung an den Konsiliarius keine Bestandteile für die Zuweisung von Patienten enthalten. Für den Konsiliarius ist von Bedeutung, dass sein versicherungsrechtlicher Status mit der Haftpflichtversicherung des Krankenhauses und mit seiner eigenen Haftpflichtversicherung geklärt ist. In steuerlicher Hinsicht erzielt der Konsiliarius für seine Tätigkeit gegenüber dem Finanzamt Einkünfte aus selbständiger Arbeit. Die Frage, ob der Arzt für seine Leistungen gegenüber dem Krankenhaus umsatzsteuerpflichtig ist, wurde inzwischen durch die neuere Rechtsprechung des Bundesfinanzhofes entschärft. Die Leistungen sind als ärztliche Heilbehandlungen von der Umsatzsteuer befreit. Weder bedarf es eines unmittelbaren Leistungsaustausches zwischen Arzt und Patient noch ist ein besonderes Vertrauensverhältnis zwischen beiden für die Umsatzsteuerbefreiung erforderlich.

Belegärzte sind demgegenüber Ärzte, die ihre eigenen Patienten im Krankenhaus unter Inanspruchnahme der dortigen Infrastruktur stationär behandeln. Die belegärztliche Tätigkeit wird von der Kassenärztlichen Vereinigung genehmigt. Der betreffende Belegarzt muss das Krankenhaus innerhalb von 30 Minuten erreichen können und die Belegbetten müssen als solche im Krankenhaus gekennzeichnet sein. Der Belegarzt ist gegenüber dem Krankenhaus nicht weisungsgebunden. Üben mehrere Ärzte ein kooperatives Belegarztsystem aus, können sich die Belegärzte auch zu einer Belegärztegemeinschaft, ähnlich der Berufsausübungsgemeinschaft, zusammenschließen.

7 | Steuerberatung für Praxisgründer

7 Steuerberatung für Praxisgründer

Erfolgreiche Arztpraxen verfügen stets über eine funktionierende interne Organisation. Neben den betrieblichen Abläufen bei Erbringung der medizinischen Leistungen zählt auch die Überwachung der Zahlungsmittelströme zu den Kernaufgabe der internen Organisation. Die laufende Kenntnis über das betriebswirtschaftliche Ergebnis und die permanente Zahlungsfähigkeit des Praxisinhabers sind wesentliche Leistungen, die eine Praxisorganisation für den Praxisinhaber erbringen muss.

7.1 Aufgabe und Funktion des Steuerberaters

Für das Funktionieren der internen Praxisorganisation sollte der Arzt auf die Kompetenzen und die Angebote einer Steuerberatungskanzlei zurückgreifen. Die Überwachung des laufenden Praxisergebnisses funktioniert nur, wenn die Praxisbuchhaltung laufend geführt ist. Im besten Fall wird die Praxis monatlich gebucht, so dass stets ein laufender Überblick über die Ergebnisentwicklung gegeben ist. Folgende Leistungsbereiche werden durch die laufende Steuerberatung abgedeckt:

7.1.1 Grundsätzliches

Die Angehörigen der steuer- und rechtsberatenden Berufe zählen – wie die Ärzte – zu den Freien Berufen. Auf Grundlage eines Geschäftsbesorgungsvertrages werden für den Mandanten sogenannte Vorbehaltsaufgaben und sonstige Dienstleistungen erbracht. Das Mandatsverhältnis ist höchstpersönlicher Natur, d. h. jede Seite kann das Mandatsverhältnis ohne Angabe von Gründen beenden, genauso wie jeder Patient sich seinen Arzt frei wählen kann. Steuerberatungsverträge mit Festlaufzeiten und Kündigungsfristen sind deshalb abzulehnen. Der Steuerberater unterliegt bei Erfüllung der ihm übertragenen Aufgaben der Berufsverschwiegenheit. Die Reichweite der Berufsverschwiegenheit ist mit der ärztlichen Schweigeverpflichtung vergleichbar. Die meisten Tätigkeiten, die ein Steuerberater gegenüber einer Arztpraxis erbringt, sind sogenannte Vorbehaltsaufgaben. Die Vergütung dieser Tätigkeit ist gesetzlich in der Steuerberatungsvergütungsverordnung (StBVV) geregelt.

7.1.2 Finanzbuchhaltung

Die Erstellung der laufenden Finanzbuchhaltung beinhaltet die Verbuchung der Umsätze auf dem Bankkonto der Praxis und dem Kassenbuch. Hierbei werden alle Ein- und Ausgaben, die auf dem Bankkonto und in der Kasse stattgefunden haben, bestimmten Konten in der Finanzbuchhaltung zugewiesen. Auf Grundlage der im Buchhaltungsprogramm vorhandenen Auswertungen können Zusammenstellungen der Ein- und Ausgaben ausgegeben werden. Die übliche Auswertungsvariante ist die kurzfristige Erfolgsrechnung, die auch betriebswirtschaftliche Auswertung (kurz: BWA) genannt wird. Das Steuerberatungshonorar für die Abwicklung der Buchhaltung wird als Monatsgebühr berechnet, wobei der Jahresumsatz der Praxis die Berechnungsbasis darstellt. Der Jahresumsatz ist die Summe aller Einnahmen. Da zu Beginn eines Jahres der endgültige Jahresumsatz noch nicht feststeht, erfolgt die unterjährige Berechnung im Wege von Abschlägen, die nach Abschluss des Jahres in einer Schlussrechnung angerechnet werden. Mit steigendem Umsatz der Praxis steigen auch die Gebühren für die Abwicklung der Finanzbuchhaltung.

Eine weitere, von der Finanzbuchhaltung getrennt zu beurteilende Buchhaltung ist die sogenannte Anlagenbuchführung. Darin werden alle angeschafften Geräte und Einbauten der Praxis erfasst, deren wirtschaftliche Nutzungsdauer über ein Jahr beträgt. In der Anlagenbuchführung werden die steuerlichen Abschreibungen ermittelt. Eine Ausgabe für ein neues medizinisches Gerät kann also nicht im Jahr der Anschaffung in voller Höhe von der Steuer abgesetzt werden. Vielmehr erfolgt eine Verteilung der Anschaffungskosten auf die voraussichtliche wirtschaftliche Nutzungsdauer. Steuerlich absetzbar ist dann der jeweilige Jahresbetrag. Bei unterjähriger Anschaffung wird der Jahreswert weiter unterteilt auf die verbleibenden Monate des Anschaffungsjahres. Auch die Abwicklung der Anlagenbuchführung wird dem Arzt nach den Regeln der StBVV berechnet. Berechnungsgrundlage ist in der Regel die Summe der jährlichen Abschreibung.

In den monatlichen Buchführungsgebühren sind auch die betriebswirtschaftlichen Auswertungen enthalten. Ob die Praxis die Umsätze monatlich, quartalsweise oder jährlich buchen lässt, wirkt sich bei den Gebühren nicht aus. Diese werden nicht höher oder niedriger. Da auch die üblichen Auswertungen in der Gebühr enthalten sind, sollte der Praxisgründer mit dem Steuerberater eine monatliche Verarbeitung der Umsätze vereinbaren, damit er einen laufenden Überblick über die Praxisentwicklung hat. Neben der Information des Praxisinhabers fordern auch die Banken eine regelmäßige Information, wenn sie dem Praxisgründer ein Darlehen zum Erwerb und Aufbau hingegeben haben.

7.1.3 Abwicklung der Lohnbuchführung

Der Praxisinhaber ist als Arbeitgeber verpflichtet, seinen Mitarbeitern eine monatliche Abrechnung des Gehaltes zu übergeben. Die Berechnung der gesetzlichen Sozialabgaben und der Lohnsteuer erfolgt in der Lohnbuchhaltung. Für die Abwicklung der Lohnbuchführung sind – ebenso wie bei der Finanz- und Anlagenbuchführung – komplexe EDV-Programme erforderlich. Auch die Erstellung der monatlichen Lohnabrechnung wird üblicherweise von der beauftragten Steuerberatungskanzlei mit erledigt. Die dafür anfallenden Kosten teilen sich in einen festen Grundbetrag je Mitarbeiter und in variable Kosten bei Hinzutreten besonderer Umstände, wie dem An- und Abmelden von Mitarbeitern oder dem Ausstellen von Bescheinigungen auf.

7.1.4 Steuerliche Gewinnermittlung, Steuererklärungen

Bei Arztpraxen wird die steuerliche Gewinnermittlung üblicherweise im Wege einer sogenannten Einnahmen-Überschuss-Rechnung nach § 4 Abs. 3 EStG erstellt. In dieser steuerlichen Gewinnermittlung werden die im Jahresverlauf eingegangenen Honorare mit den getätigten Ausgaben gegenüber gestellt. Das sich ergebende Ergebnis ist der Überschuss der Einnahmen über die Ausgaben. Auch bei der steuerlichen Gewinnermittlung nach § 3 Abs. 4 EStG wird das Steuerberaterhonorar auf Grundlage des Jahresumsatzes, d. h. der Summe aller Einnahmen ermittelt.

Die Steuererklärung berechnet sich demgegenüber aus dem Gewinn der Praxis. Befindet sich der Wohnort und die Praxis im gleichen Finanzamtsbezirk, wird das Ergebnis der Praxis im Rahmen der jährlichen Einkommensteuererklärung veranlagt. Die Kosten der Einkommensteuererklärung hängen dann von der Höhe der Einkünfte und von dem Umstand ab, ob neben der Praxis auch Einkünfte aus nichtselbständiger Arbeit, aus Vermietung und aus Kapitalvermögen bestehen. Tritt der Praxisgründer in eine Gemeinschaftspraxis ein, erzielt er mit den anderen Kollegen einen gemeinsamen Praxisgewinn, der im Rahmen einer gesonderten Steuererklärung der Praxis auf die jeweiligen Gesellschafter aufgeteilt wird. Auch diese sog. einheitliche und gesonderte Gewinnfeststellung wird nach dem Gewinn der Gemeinschaftspraxis festgesetzt.

7.1.5 Voraussichtliche Gesamtkosten einer Einzelpraxis

Bei Planung der künftigen Ein- und Ausgaben einer Einzelpraxis sollten auch die Kosten für die Steuerberatung mit eingestellt werden. Kann der Praxisgründer mit einem Jahresumsatz von 300.000 Euro rechnen und sind in seiner Praxis 4 Mitarbeiter beschäftigt, so werden die monatlichen Steuerberaterhonorare für Buchhaltung und Löhne durchschnittlich etwa 500 bis 600 Euro betragen. Hierbei wurden bereits Zeiten für Zusatzarbeiten in der Lohnbuchführung berücksichtigt. Für den Abschluss und die Steuererklärung sollten weitere 1.500 Euro bis 2.500 Euro eingeplant werden. Die realistischen Gesamtkosten für Lohnabrechnung, Buchführung und Abschluss betragen für eine Einzelpraxis mit einer Umsatzgröße von 300.000 EUR zwischen 6.000 Euro und 8.000 Euro im Jahr.

7.2 Fragebogen des Finanzamts

In den Wochen vor Beginn des eigentlichen Praxisbetriebes durch den Praxisgründer muss das zuständige Finanzamt über diese neue Tatsache unterrichtet werden. Hierzu hat die Finanzverwaltung einen mehrseitigen Fragebogen vorbereitet, der unter der Bezeichnung Fragebogen zur steuerlichen Erfassung – Aufnahme einer selbständigen Tätigkeit bzw. Beteiligung an einer Personengesellschaft über die Finanzverwaltung zu erhalten ist. In diesem Fragebogen wird eine Reihe von Angaben zur Person und zu den künftigen Einkünften der Praxis abgefragt. Da hierbei steuerliche Sachverhalte eine zentrale Rolle spielen, sollte der Praxisgründer den Fragebogen in Abstimmung mit seinem künftigen Steuerberater ausfüllen.

7.3 Bemessung der Vorauszahlungshöhe

Das Kernstück des vorgenannten Fragebogens sind die Angaben zu den künftigen Überschüssen der Praxis. Der Praxisgründer soll dem Finanzamt in dem Fragebogen mitteilen, was er im Jahr der Praxisgründung sowie im Folgejahr voraussichtlich verdienen wird. Diese Angaben sind für das Finanzamt die Grundlage für die Bemessung der Vorauszahlungen zur Einkommensteuer. Das Finanzamt fordert also bereits mit der Praxisgründung Steuern an, obwohl noch unbekannt ist, wie hoch das Ergebnis der Praxis genau sein wird. Dieser Umstand bringt es mit sich, dass die Vorauszahlungen auch zu hoch oder zu niedrig bemessen sein können. Aufgrund der laufenden Buchhaltung kann der Praxisgründer jedoch laufend kontrollieren, ob das von ihm genannte Gewinnziel für das betreffende Kalenderjahr eintritt. Wird dem Praxisinhaber bewusst, dass die ursprünglich genannte Gewinngröße zu niedrig war, d. h. sind seine Einkünfte tatsächlich höher, so muss der Praxisinhaber von sich aus die Richtigstellung der Vorauszahlungshöhe beim Finanzamt beantragen. Bestehen zwischen der ursprünglichen Gewinnschätzung und dem tatsächlichen Ergebnis große Abweichungen, d. h. erhält das Finanzamt zu wenig Steuern vorausbezahlt, kann dies eine Ordnungswidrigkeit oder sogar eine Steuerstraftat darstellen, wenn der Praxisinhaber diesen Umstand bewusst für sich ausnutzt. Es sollte deshalb insbesondere in den ersten 2 bis 3 Jahren darauf geachtet werden, dass die Höhe der laufenden Vorauszahlungen mit der Ergebnisentwicklung in der Praxis kongruent verläuft. Der Praxisgründer muss nicht mehr Steuern abführen, als er am Ende tatsächlich schuldet. Er sollte jedoch auch nicht das Risiko einer Steuerunterzahlung eingehen. Das Finanzamt fordert die laufenden Einkommensteuervorauszahlungen alle drei Monate an. Die Vorauszahlungstermine sind jeweils der 10.3., 10.6., 10.09 und der 10.12 eines Jahres. Die zutreffende Bemessung der laufenden Vorauszahlungen ist eine der zentralen Verantwortlichkeiten in der Steuerberatung für Praxisgründer und ohne eine zeitnahe Verbuchung aller Ein- und Ausgaben nicht zu bewerkstelligen.

7.4 Steuerliche Abschreibung des Patientenstamms

Ein wesentlicher Teil des Kaufpreises bei Übernahme einer Praxis oder beim Eintritt in eine Gemeinschaftspraxis wird für den Patientenstamm gezahlt. Diese Anschaffungskosten kann der Praxisgründer im Rahmen seiner steuerlichen Gewinnermittlung steuerlich geltend machen. Das geschieht, indem die Anschaffungskosten für den Patientenstamm auf mehrere Jahre verteilt und vom Praxisgewinn abgezogen werden. Die Abschreibungsdauer richtet sich danach, ob der Praxisgründer künftig allein oder innerhalb einer Gemeinschaftspraxis seinen Beruf ausübt. Bei der Übernahme einer Einzelpraxis ohne fortgesetzte Tätigkeit des Abgebers beträgt die Abschreibungsdauer üblicherweise zwischen 3 bis 5 Jahren. Bei Eintritt in eine Gemeinschaftspraxis sind Abschreibungsdauern von 6 bis 10 Jahren anzuwenden. Für den Praxisgründer ist die Abschreibung des erworbenen Patientenstamms ein wichtiger Umstand, da er über die sich ergebende jährliche Abschreibung seinen Gewinn reduziert und damit laufend Steuern spart. Einen Teil seiner Investition für den Patientenstamm erhält der Praxisgründer damit vom Finanzamt wieder zurück.

7.5 Steuerliche Abschreibung der vertragsärztlichen Zulassung

Der Erhalt einer vertragsärztlichen Zulassung im Rahmen der Praxisübernahme ist ein wertbildender Faktor bei Bemessung des Kaufpreises für eine Praxis. Ohne Vertragsarztzulassung kann ein niedergelassener Arzt keine vertragsärztlichen Leistungen abrechnen. Er wird die Praxis deshalb nur erwerben, wenn er auch zugleich Inhaber eines Vertragsarztsitzes wird. Obwohl die vertragsärztliche Zulassung nicht vom Abgeber gekauft werden kann, bezahlt der Übernehmer mit einem Teil des Kaufpreises auch für die Zulassung mit. Aufgrund dieses Umstandes wird lebhaft diskutiert, ob ein Praxisgründer auch den Kaufpreisbestandteil für die vertragsärztliche Zulassung steuerlich abschreiben kann. Schließlich wird die Zulassung nicht weniger wert, je länger der Arzt Träger der Zulassung ist. Der Bundesfinanzhof hat hierzu geurteilt, dass die Vertragsarztzulassung in der Regel untrennbarer Teil des Praxiswertes ist. Übernimmt ein Praxisgründer eine Praxis samt Patientenstamm und Zulassung und führt er diese am gleichen Ort fort, kann der Wert der Zulassung nicht aus dem Praxiswert herausgerechnet werden. Der Patientenstamm, der Wert des Standortes und die Zulassung bilden eine untrennbare Einheit, für welche ein Gesamtpreis an den Abgeber gezahlt wurde. Nach diesem Urteil des BFH aus dem Jahre 2011 ist neben dem Praxiswert kein weiteres selbständiges Wirtschaftsgut in Form des „mit einer Vertragsarztzulassung verbundenen wirtschaftlichen Vorteils" vorhanden. Das erworbene Chancenpaket bildet den Praxiswert. Dieser besteht aus Patientenstamm, Standort, Umsatz, Facharztgruppe etc. Aus diesem Praxiswert lässt sich nach Auffassung des BFH kein Wert für eine Vertragsarztzulassung abspalten. Nach dieser Rechtsprechung des BFH wird der Preis, welchen ein Praxisübernehmer für die ebenfalls erhaltene Zulassung zahlt, im Rahmen des Praxiswertes mit abgeschrieben. Diese für den Praxisgründer positive Finanzrechtsprechung hat jedoch eine Einschränkung erhalten. Der BFH spricht in seinem Urteil aus dem Jahre 2011 davon, dass es in Sonderfällen gleichwohl zu einem gesonderten Wirtschaftsgut „Vertragsarztzulassung" kommen kann, wenn der Übernehmer einen Preis bezahlt, ohne auch dessen Praxis zu übernehmen, weil er den Vertragsarztsitz an einen anderen Ort verlegen will. Dieser Umstand muss dem Praxisgründer bewusst sein. Erwirbt er eine Zulassung, beispielsweise im Wege der Rückumwandlung aus einer Angestellten-Zulassung, um sich anschließend an einem anderen Ort selbständig zu machen, kann dies dazu führen, dass der Preis für die Zulassung nicht von der Steuer abgesetzt werden kann. Konzentriert sich das Geschäft, welches Abgeber und Übernehmer vereinbaren, auf den Erhalt der Zulassung, kann dies gegen die steuerliche Abschreibung des Kaufpreises sprechen. Die steuerliche Diskussion über diese Frage ist noch nicht abgeschlossen. Es ist deshalb ratsam, bereits bei Abfassung des Praxiskaufvertrages darauf zu achten, dass die Voraussetzungen für den Erwerb eines Chancenpaketes „Praxiswert" herausgestellt werden. Hierfür empfiehlt es sich, dass auch der Steuerberater des Praxisgründers bei Abfassung der Vertragsformulierungen eingebunden ist.

7.6 Umsatzsteuer in der Arztpraxis

Ein Arzt ist nicht auf Grund seines Berufes, sondern nur dann von der Umsatzsteuer befreit, wenn er Heilbehandlungsleistungen erbringt. Die Vorstellung, ein Arzt schulde grundsätzlich keine Umsatzsteuer, geht fehl.

7.6.1 Erbringung von Heilbehandlungen

Eine Befreiungsvorschrift im Umsatzsteuergesetz kommt zur Anwendung, wenn der Arzt Umsätze ausführt, die zur Ausübung der Heilkunde gehören. Dies sind Maßnahmen, die der Feststellung, Heilung oder Linderung von Krankheiten, Leiden oder Körperschäden beim Menschen dienen. Ein gewichtiges Indiz, ob ein Umsatz zur Ausübung der Heilkunde gehört, ist die Kostenübernahme durch die gesetzliche Krankenversicherung sowie der Umstand, dass eine konkrete Heilbehandlung ihrerseits ärztlich verordnet worden ist. Die fehlende Kostenübernahme oder ärztliche Verordnung bedeutet jedoch nicht zwangsläufig, dass die Maßnahme des Arztes keine Heilbehandlung ist. Da der Leistungsumfang der gesetzlichen Krankenkassen auch Beschränkungen unterliegt, ist die Kostenübernahme kein geeignetes Abgrenzungskriterium. Jedoch sind Maßnahmen, für welche es keine Kostenübernahme durch die Krankenkassen gibt, im Einzelfall daraufhin genau zu prüfen, ob eine medizinische Indizierung vorliegt. Nicht zur Tätigkeit eines Arztes und damit keine Heilbehandlungen sind:

- Honorare aus wissenschaftlicher oder schriftstellerischer Tätigkeit
- Vermietung von medizinischen Großgeräten
- Kosmetische Leistungen
- Ästhetisch-plastische Leistungen, soweit kein therapeutisches Ziel im Vordergrund steht
- Gutachtertätigkeit
- Honorare aus Vortrags- und Lehrtätigkeit

Bleibt der Umsatz des Arztes unterhalb einer Betragsgrenze von 17.500 Euro im Jahr, wird aus den umsatzsteuerpflichtigen Umsätzen keine Umsatzsteuer erhoben. Für eine Vielzahl von Praxen trifft dies zu, da die Einnahmen aus Gutachtertätigkeit unterhalb der Grenze von 17.500 Euro im Jahr bleiben. Diese Praxen werden dann als sogenannte „Kleinunternehmer" nicht zur Umsatzsteuer herangezogen. Wird die Praxis im Bereich der plastisch-ästhetischen

Medizin tätig, ist davon auszugehen, dass der überwiegende Teil der erbrachten Leistungen nicht von der Umsatzsteuer befreit ist. Für diese Fälle sollte bereits der Inhalt des Rechnungsformulars über die erbrachen umsatzsteuerpflichtigen Leistungen mit dem Steuerberater erörtert werden. Auch müssen die eingekauften Waren und Geräte danach unterschieden werden, ob sie dem umsatzsteuerpflichten oder umsatzsteuerfreien Bereich zuzuordnen sind.

7.6.2 Betrieb einer Praxisgemeinschaft

Werden zwei oder mehrere Praxen unabhängig voneinander in den gleichen Räumen betrieben, liegt eine Praxisgemeinschaft vor. Hierfür schließen die beteiligten Praxen einen Vertrag, welcher regelt, unter welchen Bedingungen die Räume und ggf. Geräte und Personal den Mitgliedern der Praxisgemeinschaft zur Verfügung gestellt werden. Für die Nutzung der Räume und Geräte entrichten die Praxen eine laufende Zahlung an die Praxisgemeinschaft. Diese Zahlungen der Praxen an die Praxisgemeinschaft stellen keine Heilbehandlung dar, sondern es handelt sich um Entgelt für die Nutzung von Infrastruktur. Da jedoch alle Mitglieder der Praxisgemeinschaft Ärzte sind und die zugleich die Infrastruktur unmittelbar für die Ausübung von Heilbehandlungen genutzt werden, besteht hierfür ebenfalls eine Befreiung von der Umsatzsteuer. Voraussetzung ist jedoch – und hier liegt die Schwierigkeit – dass die Steuerbefreiung nur in Betracht kommt, wenn die Praxisgemeinschaft von ihren Mitgliedern lediglich die genaue Erstattung des jeweiligen Anteils an den gemeinsamen Kosten fordert. Auch dürfen sonstige Leistungen, die nicht unmittelbar der Heilbehandlung dienen, nicht durch die Praxisgemeinschaft erbracht werden. Dies wären Leistungen auf dem Gebiet der Buchführung, der Rechtsberatung oder die Tätigkeit als ärztliche Verrechnungsstelle. Bei Gründung oder Beitritt in eine Praxisgemeinschaft ist also darauf zu achten, dass der Verteilungsschlüssel der Kosten verursachungsgerecht ist. Auch ist die Beschäftigung von Personal auf Ebene der Praxisgemeinschaft kritisch zu prüfen, weil gegebenenfalls hiermit sonstige Leistungen erbracht werden, die nicht mehr unmittelbar der Heilbehandlung dienen. Werden Leistungen der Praxisgemeinschaft auch gegenüber Nichtmitgliedern erbracht, ist dies in jedem Falle umsatzsteuerpflichtig. Für Apparate- und Laborgemeinschaften gelten die oben dargelegten Grundsätze entsprechend.

7.7 Gewerbesteuer in der Arztpraxis

Die selbständige Tätigkeit eines Arztes gehört zu der freiberuflichen Tätigkeit und unterliegt grundsätzlich nicht der Gewerbesteuer.

7.7.1 Einzelpraxis

Aus dem Betrieb einer Arztpraxis fällt keine Gewerbesteuer an. Übt der Arzt neben seiner ärztlichen Tätigkeit auch eine gewerbliche Tätigkeit aus, müssen diese beiden Einkunftsquellen steuerlich getrennt betrachtet werden. Solange die ärztliche Tätigkeit getrennt von der gewerblichen Tätigkeit erfolgt, können beide Einkommen getrennt ermittelt und gegenüber dem Finanzamt erklärt werden. Besteht eine gemischte Tätigkeit, bei der die freiberufliche und die gewerbliche Tätigkeit in einem Zusammenhang stehen, ist die Gesamtbetätigung nach den beiden Einkunftsarten aufzuteilen. Dies kann auch im Schätzungswege erfolgen. Bei der Einzelpraxis findet also keine Infizierung der ärztlichen Honorare durch die gewerblichen Umsätze statt. Vermietet beispielsweise ein Operateur seinen OP-Saal samt Fachpersonal auch an andere Kollegen, werden hieraus gewerbliche Einkünfte erzielt. Diese gewerblichen Einkünfte sind von den ärztlichen Einkünften aus der Operationstätigkeit des Arztes zu unterscheiden. Auch der Verkauf von Kontaktlinsen durch den Augenarzt oder von Hörgeräten durch einen HNO-Arzt, stellen gewerbliche Einkünfte dar, durch welche die ärztlichen Honorare nicht umqualifiziert werden.

7.7.2 Gemeinschaftspraxis

Eine freiberufliche Tätigkeit ist auch in Gemeinschaft mit anderen Ärzten möglich. Die ärztlichen Honorare aus dem Betrieb einer Gemeinschaftspraxis bleiben trotz der gemeinsamen Berufsausübung mehrerer Ärzte Einkünfte aus selbständiger Arbeit. Wird jemand Gesellschafter einer ärztlichen Gemeinschaftspraxis, der berufsfremd ist, macht er dieses Privileg hingegen zunichte. Die gemeinsame Berufsausübung mit einem MVZ in der Rechtsform einer GmbH ist deshalb steuerlich genau zu prüfen. Gleiches gilt, wenn durch Ableben eines Gesellschafters dessen Erben in die Gesellschafterposition gelangen und diese keine Berufsangehörigen sind. Dieses steuerliche Problem kann durch Nachfolgeklauseln im Gesellschaftsvertrag oder durch zeitnahe Regelung im Anschluss an den Erbfall vermieden werden. Ein weiteres gewerbesteuerliches Problem bei der Gemeinschaftspraxis stellt die sogenannte

Abfärbe- oder Infektionstheorie dar. Hiernach werden – auf Grund gesetzlicher Anordnung – sämtliche Einkünfte der Gemeinschaftspraxis zu gewerblichen Einkünften, wenn mehr als 1,25 % der Tätigkeit der Gemeinschaftspraxis auf gewerbliche Tätigkeit entfallen. Der Handel mit Kontaktlinsen oder der Verkauf von Nahrungsergänzungsmitteln durch die ärztliche Gemeinschaftspraxis sind die typischen Fälle, bei denen eine Umqualifizierung aller Einkünfte der Praxis zu gewerblichen Einkünften stattfinden kann. Dieses Risiko muss vermieden werden, indem die Ärzte der Gemeinschaftspraxis eine personenidentische zweite Personengesellschaft gründen, die diese gewerbliche Tätigkeit ausübt. Das Rechnungswesen und die Verwaltung der gewerblichen Personengesellschaft muss getrennt von der ärztlichen Gemeinschaftspraxis geführt werden. Auch sind die Waren der gewerblichen Personengesellschaft getrennt von den ärztlichen Verbrauchsgütern der ärztlichen Gemeinschaftspraxis zu lagern. Durch diese Gestaltung lässt sich das Risiko einer gewerblichen Infizierung der ärztlichen Einkünfte umgehen. Werden der gewerblichen Personengesellschaft Räumlichkeiten der ärztlichen Gemeinschaftspraxis gegen Miete überlassen, besteht die Gefahr, dass eine sog. mitunternehmerische Betriebsaufspaltung vorliegt. Dies hätte erneut die Qualifizierung der Gemeinschaftspraxis als gewerblich zur Folge. Sicherer ist es deshalb, dass die Räumlichkeiten der gewerblichen Personengesellschaft unentgeltlich überlassen werden. Kein gewerbliches Handeln liegt hingegen vor, wenn ein Arzt im Zusammenhang mit einer Heilbehandlung auch zwingend Medikamente an den Patienten abgeben muss. Zwar ist die Abgabe von Medikamenten grundsätzlich als gewerblich zu qualifizieren, wie bei einer Apotheke. Etwas anderes gilt jedoch, wenn die ärztliche Heilbehandlung anders nicht möglich wäre, wie z. B. beim Impfen eines Patienten. Ohne dass der Arzt das Impfserum injiziert, ist ein Impfen des Patienten und damit die Heilbehandlung nicht möglich.

7 Steuerberatung für Praxisgründer

8 | Arbeitsrecht in der Arztpraxis

8.1 Beendigungsformen eines Anstellungsverhältnisses

8.1.1 Aufhebungsvertrag

Die Aufhebung eines Anstellungsverhältnisses kann durch den Abschluss eines Aufhebungsvertrages erfolgen. Hierdurch kann ein Anstellungsvertrag jederzeit und ohne Rücksicht auf Kündigungsschutzbestimmungen und Kündigungsfristen beendet werden. Einen Anspruch darauf, dass der Arbeitgeber einen solchen Aufhebungsvertrag abschließt, hat der Angestellte nicht. Üblich ist, dass am Ende des Aufhebungsvertrages ein wechselseitiger Verzicht auf alle Ansprüche aus dem Anstellungsvertrag erklärt wird. Ein Aufhebungsvertrag muss schriftlich geschlossen werden, damit er wirksam ist. Der Umstand, dass bei Abschluss eines Aufhebungsvertrages sozialrechtliche Nachteile folgen, beispielsweise beim Bezug von Arbeitslosengeld, ist Sache des Angestellten. Gegebenenfalls muss der Arbeitgeber den Angestellten vor Abschluss des Aufhebungsvertrages darauf hinweisen.

8.1.2 Kündigung

Die Kündigungserklärung muss schriftlich erfolgen, damit sie wirksam ist. Ob die Kündigung wirksam ist, richtet sich nach den Verhältnissen im Zeitpunkt ihres Zugangs beim Empfänger. Den Grundfall bildet die ordentliche Kündigung, die an bestimmte Fristen und Termine gebunden ist. Welche Kündigungsfristen für den Angestellten oder für den Arbeitgeber gelten, ist dem Gesetz, dem Anstellungsvertrag und gegebenenfalls den tariflichen Regelungen zu entnehmen. Eine außerordentliche Kündigung muss als solche ausdrücklich bezeichnet werden. Sie ist an das Vorliegen bestimmter Gründe gebunden. Bei der Änderungskündigung werden zwei Erklärungen abgegeben. Der Arbeitgeber verbindet die Kündigung des bisherigen Anstellungsvertrages mit einem Angebot zum Abschluss eines neuen Anstellungsvertrages zu geänderten Bedingungen. Die Änderungskündigung als ordentliche und außerordentliche Kündigung zulässig.

8.2 Kündigungsschutz beim Anstellungsverhältnissen

Der allgemeine sowie der besondere Kündigungsschutz von Anstellungsverhältnissen sind sehr umfassend und vielgestaltig. Eine Gesamtdarstellung aller denkbaren Unwirksamkeitsgründe in Bezug auf eine Kündigungserklärung kann deshalb nicht erfolgen. Die wichtigsten werden nachfolgend dargestellt:

8.2.1 Betriebsübergang

Der § 613a Abs. 4 BGB verbietet jede Kündigung wegen des Übergangs eines Betriebes oder Betriebsteiles. Im Falle von Praxisverkäufen oder der Aufspaltung von Praxisbetrieben können die Anstellungsverhältnisse nicht gekündigt werden. Dieser Unwirksamkeitsgrund gilt unabhängig davon, wie viele Mitarbeiter die Praxis beschäftigt.

8.2.2 Allgemeiner Kündigungsschutz

Die soziale Rechtfertigung einer Kündigung wird geprüft, wenn das Anstellungsverhältnis dem Geltungsbereich des Kündigungsschutzgesetztes (KSchG) unterfällt. Anwendbar ist das KSchG, wenn im Betrieb des Arbeitgebers mehr als 10 Arbeitnehmer beschäftigt werden. Nicht mitgezählt werden Mitarbeiter, die zu ihrer Berufsausbildung beschäftigt werden. Der allgemeine Kündigungsschutz beginnt erst nach einer Wartezeit von 6 Monaten, d. h. das Anstellungsverhältnis muss länger als ein halbes Jahr bestanden haben, damit sich der Arbeitnehmer darauf berufen kann. Sind die Regelungen des KSchG anwendbar, ist eine Kündigung sozial ungerechtfertigt, wenn sie nicht durch Gründe, die in der Person oder im Verhalten des Arbeitnehmers liegen oder durch dringende betriebliche Gründe bedingt ist. Die Kündigung darf stets nur das letzte Mittel sein, wenn andere Weiterbeschäftigungsmöglichkeiten nicht bestehen. Ob die Voraussetzungen im Einzelfall vorliegen, wird im Rahmen einer umfassenden Interessenabwägung untersucht. Der betroffene Arbeitnehmer kann innerhalb von drei Wochen Kündigungsschutzklage beim zuständigen Arbeitsgericht erheben. An den Inhalt der Kündigungsschutzklage werden keine hohen Anforderungen gestellt. Die Klage kann auch zu Protokoll der Geschäftsstelle durch den Arbeitnehmer erhoben werden.

8.2.3 Sonderkündigungsschutz

Schwangere und junge Mütter können bis zum Ablauf von vier Monaten nach der Entbindung grundsätzlich nicht gekündigt werden. Wird vom Arbeitnehmer Elternzeit beantragt, kann das Anstellungsverhältnis ab diesem Zeitpunkt bis zum Ende der Elternzeit nicht gekündigt werden. Weiterer Sonderkündigungsschutz besteht für schwerbehinderte Menschen oder für Mitglieder des Betriebsrates. Eine Kündigung ist nur ausnahmsweise mit vorheriger Zustimmung der zuständigen Behörde (Gewerbeaufsichtsamt, Integrationsamt u. a.) möglich.

8.3 Konkurrenzschutzklauseln in Anstellungsverträgen

Anstellungsverträge für Ärzte, die in Arztpraxen tätig sind, enthalten gelegentlich nachvertragliche Wettbewerbsverbote. Mit diesen Klauseln will ein Arbeitgeber verhindern, dass der vormals angestellte Arzt ihm künftig Konkurrenz macht. Werden diese Klauseln entschädigungslos vereinbart, ist das nachvertragliche Wettbewerbsverbot unwirksam. Nach Ende eines Anstellungsverhältnisses ist jede Form der Konkurrenz statthaft, selbst wenn diese die unternehmerischen Interessen des früheren Arbeitgebers hart trifft. Die sog. Patientenschutzklauseln, mit welchen für eine Dauer von bis zu 2 Jahren der frühere Mitarbeiter sich jeder Konkurrenz enthalten muss, sind unwirksam. Nur wenn der frühere Arbeitgeber dem früheren Mitarbeiter eine Entschädigung zahlt, kann er auf die Einhaltung des nachvertraglichen Wettbewerbsverbotes bestehen. Die Entschädigung muss hierbei mindestens die Hälfte des bisherigen Gehaltes erreichen. Da Entschädigungen regelmäßig in den Patientenschutzklauseln nicht vorgesehen werden, sind diese nachvertraglichen Wettbewerbsbeschränkungen in der Regel unwirksam.

8.4 Abwerbung von Mitarbeitern

Werden in einem bestehenden Arbeitsverhältnis andere Arbeitskollegen dazu motiviert, bei einem anderen Praxisbetrieb tätig zu werden, verstößt dies gegen die dem Mitarbeiter obliegende Treuepflicht. Erlaubt sind hingegen Mitteilungen an die Arbeitskollegen, man werde sich selbständig machen oder ein neues Arbeitsverhältnis mit einem anderen Arbeitgeber eingehen. Hat sich ein Arzt bereits selbständig gemacht, darf er die ehemaligen Kollegen abwerben. Dies ist Teil des freien Wettbewerbs. Unzulässig sind hierbei jedoch irreführende Angaben die Leistung unerbetener Kündigungshilfe. Auch sollten die fremden Mitarbeiter nicht zum Vertragsbruch verleitet werden. Die Abwerbeverbote, welche in Anstellungsverträgen vereinbart werden, sind regelmäßig nicht durchsetzbar, insbesondere wenn keine Entschädigungsleistung vorgesehen wurde. Ist das entschädigungslose Abwerbeverbot sogar mit einer Vertragsstrafe versehen, ist diese Klausel nichtig.

9 Versicherungen für die Arztpraxis

9 Versicherungen für die Arztpraxis

Mit Aufnahme der Selbständigkeit muss der Arzt den Umfang seiner bisherigen Versicherungsverträge überprüfen. Nachfolgend werden die wichtigsten Versicherungen für niedergelassene Ärzte dargestellt:

9.1 Berufshaftpflichtversicherung

Die Berufsordnungen für Ärzte schreiben vor, dass Ärzte sich hinreichend gegen Haftpflichtansprüche im Rahmen ihrer beruflichen Tätigkeit versichern müssen. An dem Abschluss einer Berufshaftpflichtversicherung führt somit kein Weg vorbei. Besteht bereits eine Berufshaftpflichtversicherung, so ist der Wechsel von der Angestelltentätigkeit in die Selbständigkeit der Versicherung anzuzeigen. In der Regel muss auch der Versicherungsschutz angepasst werden, da der Betrieb einer eigenen Praxis ein anderes Risiko darstellt, als die Tätigkeit als angestellter Mediziner. Aufgrund der allgemeinen Entwicklung der Haftpflichtschäden verteuern sich die Haftpflichtpolicen in letzter Zeit deutlich. Die Kosten für den Berufshaftpflichtschutz variieren in Abhängigkeit der ärztlichen Tätigkeit und der Anzahl der dort tätigen Ärzte. Die Deckungssummen, welche heute üblich sind, betragen 3-5 Millionen für Personen- und Sachschäden sowie 300.000 bis 500.000 Euro für Vermögensschäden. Bei Eintritt in eine Berufsausübungsgemeinschaft (BAG) sollte bereits auf Ebene der BAG ein Vertrag über eine Berufshaftpflichtversicherung bestehen. Für private Risiken, z. B. eine ärztliche Tätigkeit im Rahmen von Notfallbehandlungen am Wochenende, sollte der Arzt auch über eine auf ihn persönlich lautende Berufshaftpflichtversicherung verfügen.

9.2 Krankenversicherung

Hat der Arzt bisher ein Angestelltengehalt unterhalb der Versicherungspflichtgrenze bezogen (2014: Grenze monatliches Bruttogehalt bis 4.462,50 Euro), musste er Mitglied einer gesetzlichen Krankenversicherung werden. Oberhalb der Versicherungspflichtgrenze konnte der Arzt bereits als Angestellter in eine private Krankenversicherung wechseln. Mit Aufnahme der selbständigen Tätigkeit kann der Arzt unabhängig von seinem Einkommen wählen, ob er freiwilliges Mitglied in der gesetzlichen Krankenversicherung wird, oder ob er in eine private Krankenversicherung wechselt. Welcher Versicherungsform für den Praxisgründer die bessere ist, hängt von den Umständen im Einzelfall ab. Es sollte hierfür die unabhängige Beratung eines Experten in Anspruch genommen werden.

9.3 Berufsunfähigkeitsversicherung

Der Abschluss einer Berufsunfähigkeitsversicherung ist eine persönliche Entscheidung des betreffenden Arztes. Grundsätzlich enthält bereits das berufsständische Versorgungswerk für Ärzte einen Berufsunfähigkeitsschutz. Allerdings bezieht sich die dafür erforderliche Berufsunfähigkeit auf das gesamte Tätigkeitsspektrum eines Arztes. Ist deshalb unfallbedingt die Tätigkeit als niedergelassener Arzt nicht mehr im vollen Umfang möglich, bedeutet dies noch nicht, dass die Berufsunfähigkeitsversicherung des Versorgungswerkes bereits leisten muss. Eine Berufsunfähigkeitsrente des Versorgungswerkes kann in der Regel erst dann beantragt werden, wenn die Praxistätigkeit vollständig aufgegeben werden musste. Geht es um die Absicherung in Bezug auf eine lediglich verminderte Arbeitskraft, sollte dieses Risiko durch eine private Berufsunfähigkeitsversicherung abgedeckt werden. Wie hoch der Versicherungsschutz sein muss, hängt vom laufenden Geldbedarf des Arztes ab. Wurde erst vor kurzem eine Praxis erworben oder gegründet, müssen auch die Finanzierungsraten gegenüber den Banken in den Versicherungsbedarf eingestellt werden.

9.4 Gesetzliche Unfallversicherung

Die Mitarbeiter einer Arztpraxis müssen bei der Berufsgenossenschaft angemeldet werden. Die Berufsgenossenschaften sind die gesetzliche Unfallversicherung für Mitarbeiter. Der Arzt selbst kann überlegen, ob er sich bei der Berufsgenossenschaft als freiwilliges Mitglied versichern lässt. Die gesetzliche Unfallversicherung deckt neben Arbeitsunfällen auch Berufskrankheiten ab. Der Leistungskatalog umfasst auch eine Verletztenrente, die eine Minderung der Erwerbsfähigkeit von mindestens 20 % voraussetzt. Der Versicherungsschutz tritt nur bei beruflich bedingten Unfallursachen ein. Das private Verletzungsrisiko ist über die Berufsgenossenschaft nicht abgedeckt.

9.5 Weitere Praxisversicherungen

Neben den vorgenannten Versicherungen besteht noch eine Vielzahl von weiteren Versicherungsmöglichkeiten für Ärzte in eigener Niederlassung:

9.5.1 Praxisinventarversicherung

Die Praxisinventarversicherung ist das Gegenstück zur privaten Hausratsversicherung. Es geht hierbei um die Risiken Feuer, Einbruch, Leitungswasser, Sturm etc.

9.5.2 Betriebsunterbrechungsversicherung

Kommt es durch einen Wasser- oder Feuerschaden auch zu einer Unterbrechung der Praxistätigkeit, geht damit ein Honorarausfall einher. Dieser Unterbrechungsschaden kann über die Betriebsunterbrechungsversicherung abgedeckt werden. Diese Versicherung wird auch in Kombination mit der Praxisinventarversicherung angeboten.

9.5.3 Betriebsausfallversicherung

Wird die Unterbrechung der ärztlichen Tätigkeit nicht durch einen Sachschaden, sondern durch eine Erkrankung oder einen Unfall des Praxisinhabers verursacht, greift die Betriebsausfallversicherung. Bei Abschluss dieser Versicherung sind deshalb auch Angaben zur Person des Praxisinhabers abzugeben.

9.5.4 Elektronikversicherung

Die Elektronikversicherung deckt Handhabungs- und Bedienungsfehler sowie Kurzschlussschäden an elektronischen Geräten ab. Diese Spezialversicherung richtet sich auf die elektronischen Medizingeräte in einer Praxis und kann eine Ergänzung zur Praxisinventarversicherung sein, wenn diese Geräte einen hohen Wert besitzen.

9 Versicherungen für die Arztpraxis

9.6 Beratung in Bezug auf Versicherungen

Wird eine Praxis von einem Abgeber übernommen, sollte von diesem eine Aufstellung über die bereits bestehenden Praxisversicherungen übergeben lassen. Der Praxisübernehmer kann wahlweise die bereits bestehenden Versicherungen fortführen oder diese kündigen und zu einem neuen Versicherungsunternehmen wechseln. Einen Überblick über Vor- und Nachteile der am Markt bestehenden Versicherungsmöglichkeiten wird nur nach Einbindung eines Versicherungsexperten zu erlangen sein. Diese Beratung übernehmen:

- Versicherungsvertreter
- Versicherungsmakler
- Versicherungsberater.

Üblicherweise werden die Versicherungsvertreter und Versicherungsmakler direkt von der Versicherungsgesellschaft durch eine Provision für jede vom Kunden abgeschlossene Versicherung bezahlt. Der beratende Kunde bekommt von seinem Versicherungsvertreter/Versicherungsmakler deshalb keine Rechnung. Vielmehr sind die Kosten für die erbrachten Leistungen in die späteren Versicherungsbeiträge mit eingepreist. Da sich die Vergütung für den Versicherungsvertreter /Versicherungsmakler aus der Höhe der künftigen Beiträge ermittelt, ist nicht auszuschließen, dass eine teurere Versicherung abgeschlossen wird, da hierdurch die eigene Vergütung höher ausfällt. Im Bereich der Sachversicherungen, zu welchen auch die Berufshaftpflichtversicherung gehört, kann der Anteil für den Versicherungsvertreter/Versicherungsmakler bis zu 20 % der Jahresbeiträge betragen. Gegenüber der provisionsbasierten Vergütung existiert inzwischen auch die Versicherungsberatung auf Honorarbasis. Das hierfür ins Feld geführte Argument ist der Umstand, dass der Versicherungsberater keine Provision erhält und deshalb eine unabhängige und neutrale Beratung eher gewährleistet ist. Die Berufsbezeichnung als Versicherungsberater setzt eine Erlaubnis durch die zuständige Industrie- und Handelskammer voraus. Unter *www.vermittlerregister.org* kann eingesehen werden, ob der betreffende Versicherungsberater über die entsprechende Zulassung verfügt. Versicherungsberater dürfen nicht als Vermittler tätig sein und können deshalb auch keine verdeckten Provisionen erhalten.

10 Anhang: Vertragsmuster

10 Anhang: Vertragsmuster

Die nachfolgenden Vertragsmuster geben Vorschläge für die wichtigsten Regelungssachverhalte. Es ist nicht empfehlenswert, die nachfolgenden Regelungsvorschläge ohne rechtliche Prüfung zu übernehmen, da die Besonderheiten des konkreten Einzelfalls nicht abgebildet sind. Auch können einzelne Bestandteile durch die Fortentwicklung des Rechts überholt sein. Es ist deshalb anzuraten, stets eine individuelle Rechtsberatung durch einen Rechtsanwalt hinzuzuziehen. Die nachfolgenden Muster geben hierfür eine erste Orientierungshilfe.

10.1 Praxiskaufvertrag

Zwischen

Frau / Herrn ....
Straße: ....
PLZ, Ort: ....

-im folgenden Veräußerer genannt-

und

Frau / Herrn ....
Straße: ....
PLZ, Ort: ....

-im folgenden Erwerber genannt-

§ 1 Vertragsgegenstand, Übergabestichtag

(1) Gegenstand dieses Kaufvertrages ist die Veräußerung der vom Veräußerer betriebenen privat- und vertragsärztlichen Facharztpraxis für .... in der (Adresse der Praxis) an den Erwerber.

(2) Die Übergabe der privat- und vertragsärztlichen Facharztspraxis erfolgt zum ....

(3) Sollte zum Stichtag gemäß Absatz 2 die Zulassung zur Teilnahme an der vertragsärztlichen Versorgung gegenüber dem Erwerber noch nicht bestandkräftig erteilt worden sein, erfolgt die Übergabe der Kaufsache erst mit Bestandskraft dieser Zulassung. Dieser Zeitpunkt ist der Übergabestichtag.

§ 2 Praxiseinrichtung und Praxisausstattung

(1) Der Veräußerer übereignet zum Übergabestichtag gemäß § 1 Absatz 3 und nach vollständiger Bezahlung des Kaufpreises die Gegenstände der Praxiseinrichtung und der Praxisausstattung, welche in Anlage 1 aufgeführt sind, an den Erwerber. Der Veräußerer bleibt bis zur vollständigen Bezahlung des Kaufpreises Eigentümer der Gegenstände, die in Anlage 1 aufgeführt sind.

(2) Die Übereignung gemäß Absatz 1 umfasst auch die zum Übergabestichtag in der Praxis gelagerten Verbrauchsmaterialien und Vorräte. Der Veräußerer trägt dafür Sorge, dass die Verbrauchsmaterialien und Vorräte in einer den Betrieb der Praxis gewährleistenden Menge vorhanden sind.

(3) Der Verkäufer gewährleistet, dass er alleiniger Eigentümer der Praxiseinrichtung und Praxisausstattung (Anlage 1) ist und dass er über diese Gegenstände frei verfügen darf und dass diese Gegenstände frei von Rechten Dritter sind.

(4) Der Veräußerer trägt dafür Sorge, dass die Praxiseinrichtung und Praxisausstattung bis zum Übergabestichtag pfleglich und im funktionsfähigen Zustand erhalten bleibt. Der Verkauf der Praxiseinrichtung und Praxisausstattung (Anlage 1) erfolgt im Übrigen unter Ausschluss jeglicher Gewährleistung oder sonstigen Haftung des Veräußerers. Der Veräußerer tritt mögliche Gewährleistungsansprüche gegen Dritte an den Erwerber ab.

(5) Die Gefahr der Verschlechterung oder des Untergangs der Praxiseinrichtung und Praxisausstattung geht zum Übergabestichtag gemäß § 1 Abs. 3 auf den Erwerber über.

§ 3 Patientenkartei

(1) Eine Übereignung der Patientenkartei einschließlich aller Befunde vom Veräußerer an den Erwerber findet zum Übergabestichtag nur statt, soweit die Patienten in die Übergabe ihrer Krankenunterlagen an den Erwerber schriftlich zugestimmt haben. Der Veräußerer bleibt bis zur vollständigen Bezahlung des Kaufpreises alleiniger Eigentümer der Patienten-Altkartei.

(2) Haben Patienten der Praxis des Veräußerers bis zum Übergabestichtag und nach vollständiger Kaufpreiszahlung durch den Erwerber diese schriftliche Zustimmungserklärung nicht abgegeben, gelten gemäß der „Münchener Empfehlungen zur Wahrung der ärztlichen Schweigepflicht bei Veräußerung einer Arztpraxis" die nachfolgenden Regelungen.

(3) Der Veräußerer und der Erwerber vereinbaren einen Verwahrvertrag zur separaten und zugriffsicheren Aufbewahrung der Patienten-Altkartei des Veräußerers durch den Erwerber. Die Verwahrung der Patienten-Altkartei durch den Erwerber erfolgt unentgeltlich, wobei die Haftungsprivilegierung des § 690 BGB für den Erwerber ausgeschlossen wird. Mit Erreichen der berufsrechtlich vorgeschriebenen Aufbewahrungsdauer endet die Aufbewahrungspflicht des Erwerbers. Die Regelungen der §§ 693, 695 und 697 BGB werden ausgeschlossen.

(4) Der Erwerber verpflichtet sich, nur dann Einblick oder Zugriff auf die Patienten-Altkartei zu nehmen, wenn
  - der Patient sein ausdürckliches schriftliches Einverständnis gegenüber dem Erwerber erklärt hat;
  - der Patient durch sein Erscheinen in der Praxis des Erwerbers aus Anlass eines Behandlungswunsches schlüssig zum Ausdruck bringt, dass er die Nutzung seiner Patienten-Altkartei durch den Erwerber billigt;
  - der Patient schriftlich die Übersendung von Kopien aus der Patientenakte an einen mit- oder nachbehandelnden Arzt verlangt.

Hat der Patient gemäß der vorstehenden Regelungen sein ausdürckliches oder schlüssiges Einverständnis erklärt, darf der Erwerber die Patienten-Altkartei in seine laufende Kartei übernehmen bzw. an einen nachbehandelnden Arzt in Kopie übersenden. Der Erwerber dokumentiert die aus der Patienten-Altkartei entnommenen Patientenkrankenakten in einer fortlaufenden Liste.

10 Anhang: Vertragsmuster

(5) Sollte die Patienten-Aktkartei mit einer elektronischen Datenverarbeitung EDV verwaltet worden sein, wird der Veräußerer diese Datenbestände für unberechtigten Zugriff sperren und mit einem Passwort versehen. Der Erwerber darf unten den Voraussetzungen des Absatz 4 auf die elektronisch gespeicherten Patienteninformationen Zugriff nehmen und diese in seine Patienten-EDV-Bestände überführen. Der Erwerber dokumentiert die entnommenen Patienten-EDV-Bestände in einer fortlaufenden Liste.

(6) Sollten Patienten die Zustimmung zur Einsichtnahme in deren Patienten-Altkartei verweigern, kann der Erwerber hieraus keine Gewährleistungsansprüche gegenüber dem Veräußerer geltend machen.

§ 4 Kaufpreis

(1) Der Kaufpreis beträgt .... Euro (in Worten: ....).

(2) Der Erwerber erklärt, dass er die steuerlichen Gewinnermittlungen der Praxis einschließlich der Entwicklung des Anlagevermögens für die Jahre .... und .... eingesehen hat. Weiter erklärt der Erwerber, dass er die akutelle betriebswirtschaftliche Auswertung der Praxis sowie die Abrechnungsbescheide der KV der letzten vier Quartale eingesehen hat. Für die künftige Umsatz- und Gewinnentwicklung der Praxis nach ihrer Übernahme durch den Erwerber übernimmt der Veräußerer keine Haftung.

(3) Der Kaufpreis ist zum Übergabestichtag gemäß § 1 Absatz 3 zur Zahlung fällig. Der Kaufpreis ist auf folgendes Konto des Veräußerers zu überweisen:

Kontoinhaber: ....
IBAN: ....
BIC: ....
Kreditinstitut: ....

Erfolgt die Zahlung bei Fälligkeit, so ist der Kaufpreis gemäß § 288 Abs. 1 BGB ab dem Tag der Fälligkeit mit 9 Prozentpunkten über dem jeweiligen Basiszinssatz zu verzinsen.

(4) Der Erwerber übergibt dem Veräußerer zur Sicherung des Kaufpreises eine selbstschuldnerische, unbedingte, unbefristete und unwiderufliche Bürgschaft eines deutschen Kreditinstituts. Die Übergabe der Bürschaftsurkunde hat innerhalb eines Monats ab Unterzeichnung dieses Vertrages zu erfolgen. Kommt der Erwerber mit der Übergabe der Bürgschaftsurkunde an den Veräußerer in Verzug, kann der Veräußerer von diesem Kaufvertrag durch schriftliche Erklärung zurücktreten.

§ 5 Mietvertrag über Praxisräume

Der Erwerber wird die vom Veräußerer angemieteten Praxisräume zu übernehmen und die Praxis an ihrem bisherigen Standort fortführen. Hierzu wird der Erwerber in den bestehenden Mietvertrag eintreten oder einen neuen Mietvertrag mit dem Vermieter abschließen. Der Veräußerer und der Erwerber wirken darauf hin, dass vor der Sitzung des Zulassungsausschusses über die Nachbesetzung der vertragsärztlichen Zulassung des Veräußerers ein Mietvertrag zwischen dem Erwerber und dem Eigentümer der Praxisräume zu Stande kommt.

§ 6 Arbeitsverhältnisse der Praxis

(1) Dem Veräußerer und dem Erwerber ist bekannt, dass gemäß § 613a BGB alle Rechte und Pflichten aus den am Übergabestichtag bestehenden Arbeitsverhältnissen auf den Erwerber übergehen, soweit nicht einzelnde Arbeitnehmer dem Übergang des Arbeitsverhältnis widersprechen. Die bestehenden Arbeitsverträge sind als Anlage 2 diesem Vertrag beigefügt. Der Veräußerer erklärt, dass keine mündliche Nebenabreden oder betriebliche Übungen bestehen, die in den Arbeitsverträgen nicht dokumentiert sind.

(2) Der Veräußerer sichert dem Erwerber zu, dass ab Unterzeichnung dieses Vertrages bis zu Übergabe der Praxis keine Neueinstellungen oder Änderung der bestehenden Arbeitsverträge erfolgen werden. Sollten arbeitsrechtliche Änderungen oder Neueinstellungen erforderlich sein, hat der Veräußerer zuvor das schriftliche Einverständnis des Erwerbers einzuholen.

(3) Der Veräußerer und der Erwerber tragen die regelmäßig wiederkehrenden Gehaltszulagen (z. B. Weihnachts- und Urlaubgeld) im Innenverhältnis

zeitanteilig bis zum Übergabestichtag. Der Veräußerer hat dem Erwerber den auf ihn entfallenden Lohnaufwand auf Anforderung zu erstatten.

§ 7 Eintritt in sonstige laufende Verträge

(1) Der Erwerber tritt gemäß § 95 VVG in die bestehenden Sachversicherungsverträge (Anlage 3) der Praxis ein. Der Veräußerer schuldet die zeitanteilig bis zum Übergabestichtag anfallenden Sachversicherungsbeiträge. Hat der Veräußerer auch Sachversicherungsbeiträge entrichtet, welche den Zeitraum nach dem Übergabestichtag betreffen, hat der Erwerber diese Überzahlungen dem Veräußerer zu erstatten. Der Veräußerer verpflichtet sich, die Sachversicherungsverträge nicht ohne Zustimmung des Erwerbers zu kündigen. Der Erwerber ist ab dem Übergabestichtag gemäß § 96 VVG berechtigt, das Sachversicherungsverhältnis mit sofortiger Wirkung oder für den Schluss der laufenden Versicherungsperiode zu kündigen. Das Kündigungsrecht des Erwerbers erlischt innerhalb eines Monats ab dem Übergabestichtag.

(2) Die Parteien wirken darauf hin, dass die in Anlage 4 aufgeführten Verträge mit dem Erwerber fortgesetzt werden. Insbesondere wirkt der Veräußerer daran mit, dass der Erwerber die Ortsnetzrufnummer der Praxis übernehmen und fortführen kann. Sollte die Fortsetzung der Verträge in Anlage 4 mit dem Erwerber nicht gelingen, setzt der Veräußerer die Verträge im eigenen Namen einstweilen fort, sofern dies nach den jeweiligen Vertragsbestimmungen möglich ist. Im Innenverhältnis zwischen Erwerber und Veräußerer stellt der Erwerber den Veräußerer von jeglicher Inanspruchnahme aus diesen Verträgen ab dem Übergabestichtag frei.

§ 8 Rechnungsabgrenzung

(1) Das ärztliche Honorar für bis die zum Übergabestichtag erbrachten Leistungen steht dem Veräußerer zu. Der Erwerber erbringt ab dem Übergabestichtag seine ärztlichen Leistungen im eigenen Namen und auf eigene Rechnung. Jede Partei übernimmt die Einziehung der ihr zustehenden Honorare.

(2) Der Erwerber haftet nicht für Verbindlichkeiten, die der Veräußerer vor dem Übergabestichtag begründet hat und deren Übernahme durch den Erwerber weder gesetzlich noch vertraglich angeordnet ist. Sollte der Erwerber für diese Verbindlichkeiten in Anspruch genommen werden, stellt ihn der Veräußerer von jeder Inanspruchnahme frei.

§ 9 Vertragsärztliches Nachbesetzungsverfahren

(1) Die Parteien verpflichten sich, alles Erforderliche zu tun, damit der Erwerber durch den Zulassungsausschuss der Kassenärztlichen Vereinigung am Sitz der Praxis zur Teilnahme an der vertragsärztlichen Versorgung zugelassen wird.

(2) Treten im Nachbesetzungsverfahren um die vertragsärztliche Zulassung des Veräußerers neben dem Erwerber weitere Bewerber in das Nachbesetzungsverfahren ein, wird sich der Veräußerer dafür einsetzen, dass diese weiteren Bewerber ihre Teilnahme an dem Ausschreibungsverfahren nicht weiter betreiben.

§ 10 Konkurrenzschutz

(1) Der Veräußerer verpflichtet sich, dass er für eine Dauer von zwei Jahren ab dem Übergabestichtag sich innerhalb eines Radius von ...... km um den Praxisstandort weder als Facharzt für .... niederlässt noch dass er innerhalb dieser Schranken einer selbständigen oder abhängigen Tätigkeit im gleichen Fachgebiet nachgeht. Unter den Konkurrenzschutz fällt eine Tätigkeit des Veräußerers in einer anderen Arztpraxis, einem medizinischen Versorgungszentrum oder einer vergleichbaren Einrichtung der ambulanten Versorgung. Gelegentliche Praxisvertretungen mit einer Gesamtdauer von insgesamt bis zu 6 Wochen im Kalernderjahr werden dem Veräußerer zugestanden.

(2) Im Falle der Nichtbeachtung des Konkurrenzschutzes nach Absatz 1 ist der Veräußerer dem Erwerber zum Schadenersatz verpflichtet. Die Höhe des Schadenersatzes beträgt pauschal 10.000,00 Euro (in Worten: zehntausend Euro) für jeden angefangenen Monat, in welchem gegen die Regelung zum

Konkurrenzschutz verstoßen wurde. Der Erwerber kann einen weitergehenden Schadenersatzanspruch sowie einen Anspruch auf Unterlassen der konkurrierenden Tätigkeit zusätzlich zur pauschalen Vertragsstrafe gegenüber dem Veräußerer geltend machen.

§ 11 Bestellung eines Praxisvertreters

(1) Der Veräußerer trägt dafür Sorge, dass der Praxisbetrieb bis zum Übergabestichtag durch einen Praxisvertreter fortgeführt wird, sollte der Veräußerer infolge von Urlaub, Krankheit, Fortbildung oder Berufsunfähigkeit daran gehindert sein.

(2) Im Falle des Ablebens des Veräußerers werden die Erben des Veräußerers die Praxis durch einen Praxisvertreter bis zum Übergabestichtag fortführen lassen. Weiter werden die Erben dafür Sorge tragen, dass das Nachbesetzungsverfahren in Bezug auf die vertragsärztliche Zulassung des Veräußerers entsprechend der Ziele dieses Vertrages und in Abstimmung mit dem Erwerber durchgeführt wird.

§ 12 Vertragsauflösende Bedingungen

Der Vertrag wird aufgelöst, wenn folgende Bedingungen eintreten:

1. Der Zulassungsausschuss lehnt den Antrag Veräußerers auf Durchführung eines Nachbesetzungsverfahrens bestandskräftig ab.

2. Der Antrag des Erwerbers auf Teilnahme an der vertragsärztlichen Versorgung am Sitz der Zulassung des Veräußerers wurde bestandskräftig abgelehnt.

3. Der Erwerber wird vor der Sitzung des Zulassungsausschusses über seinen Antrag auf Teilnahme an der vertragsärztlichen Versorgung am Sitz der Zulassung des Veräußerers zu mehr als 50 % berufsunfähig. Gleiches gilt, wenn der Erwerber ablebt.

§ 13 Rücktritt vom Vertrag und Praxismietvertrag

(1) Der Erwerber und der Veräußerer sind zum Rücktritt vom Vertrag berechtigt, wenn nicht vor der Sitzung des Zulassungsausschusses über den Antrag des Erwerbers auf Teilnahme an der vertragsärztlichen Versorgung am Sitz der Praxis des Veräußerers eine Einigung des Erwerbers mit dem Vermieter der Praxisräumlichkeiten im Sinne von § 5 zu Stande gekommen ist.

(2) Der Rücktritt kann frühestens eine Woche vor dem Tag der Sitzung des Zulassungsausschusses erklärt werden. Ab dem Tag der Sitzung des Zulassungsausschusses ist der Rücktritt vom Vertrag ausgeschlossen.

(3) Die Erklärung des Rücktritts hat schriftlich gegenüber der anderen Vertragspartei zu erfolgen. Für die Fristwahrung nach Absatz 2 kommt es auf den Zugang der schriftlichen Rücktritterklärung bei der anderen Vertragspartei an.

§ 14 Verfügung über Vermögen im Ganzen

Der Veräußerer sichert dem Erwerber zu, dass er sich durch diesen Vertrag nicht verpflichtet, über sein Vermögen im Ganzen zu verfügen. Eine Einwilligung des Ehegatten des Veräußerers nach § 1365 BGB ist deshalb nicht erforderlich.

§ 15 Sonstiges

(1) Sollte eine Bestimmung dieses Vertrages ganz oder teilweise unwirksam sein oder werden, so wird dadurch die Wirksamkeit der übrigen Bestimmungen daduch nicht berührt. Anstelle der unwirksamen oder undurchführbaren Bestimmung soll eine Regelung gelten, die dem am nächsten kommt, was die Parteien wirtschaftlich oder nach Sinn und Zweck des Vertrages gewollt hätten, wenn sie diesen Punkt bei Abschluss des Vertrages bedacht hätten. Gleiches gilt, wenn der Vertrag eine Regelungslücke aufweist.

(2) Änderungen oder Ergänzungen dieses Vertrages bedüfen der Schriftform. Dies gilt auch, soweit die Parteien auf das Schriftformerfordernis selbst verzichten wollen. Mündliche Nebenabreden wurden nicht getroffen.

....
Ort, Datum

....
Veräußerer

....
Ort, Datum

....
Erwerber

10 Anhang: Vertragsmuster

- **Anlage 1:**

Folgende Gegenstände werden aus der Praxis des Veräußerers an den Erwerber veräußert und übergeben: .....

- **Anlage 2:**

Folgende Arbeitsverhältnisse bestehen derzeit (schriftl. Arbeitsverträge wurden vorgelegt/liegen bei): .....

- **Anlage 3:**

Folgende Sachversicherungsverträge werden vom Erwerber übernommen: ......

- **Anlage 4:**

Folgende Verträge werden durch den Erwerber fortgesetzt: ......

10.2 Anstellungsvertrag für einen Arzt[120]

Zwischen

Frau / Herrn ....
Straße: ....
PLZ, Ort: ....

-im folgenden Arbeitgeber genannt-

und

Frau / Herrn ....
Straße: ....
PLZ, Ort: ....

-im folgenden Arbeitnehmer genannt-

§ 1 Beginn des Arbeitsverhältnisses, Tätigkeit

(1) Der Arbeitnehmer wird gem. § 95 Abs. 9 SGB V (angestellter Arzt) angestellt. Zum Aufgabenbereich des Arbeitnehmers gehören insbesondere die Erbringung vertrags- und privatärztlicher Leistungen als Facharzt für ....

(2) Der Anstellungsvertrag steht unter der aufschiebenen Bedingung der bestandskräftigen Genehmigung der Anstellung des Arbeitnehmers in der Praxis des Arbeitgebers durch den Zulassungsausschuss der Kassenärztlichen Vereinigung. Der Arbeitnehmer wird dem Arbeitgeber alle Unterlagen und Erklärungen zur Verfügung stellen, damit die Genehmigung des Zulassungsausschusses erteilt werden kann.

---

[120] Angelehnt an Vertragsmuster aus dem DATEV-Programm Vertragsgestaltung und -management pro Version 1.5

§ 2 Arbeitszeit

(1) Die regelmäßige wöchentliche Arbeitszeit beträgt ohne Berücksichtigung der Ruhepausen ...... Stunden. Beginn und Ende der täglichen Arbeitszeit werden vom Arbeitgeber nach den betrieblichen Erfordernissen festgelegt.

(2) Der Arbeitnehmer ist verpflichtet, bei Bedarf auf Anordnung des Arbeitgebers Überstunden innerhalb der gesetzlich zulässigen Grenzen zu leisten.

§ 3 Vergütung

(1) Der Arbeitnehmer erhält eine Vergütung in Höhe von .... Euro brutto monatlich. Die Vergütung ist jeweils am 5. Bankarbeitstag des folgenden Kalendermonats fällig und wird dem Arbeitnehmer unbar auf ein dem Arbeitgeber zu benennendes Girokonto überwiesen.

(2) Mit der Vergütung nach Abs. 1 sind bis zu ...... Überstunden pro Woche pauschal abgegolten. Darüber hinausgehende Überstunden werden nach Wahl des Arbeitgebers innerhalb von 24 Kalenderwochen in Freizeit gewährt oder auf Grundlage der Vergütung nach Abs. 1 ausbezahlt.

§ 4 Freiwilligkeit sonstiger Leistungen

Die Gewährung von Sonderzahlungen durch den Arbeitgeber (z. B. Weihnachtsgeld, Urlaubsgeld, 13. Monatsgehalt, Bonus, etc.) erfolgt stets freiwillig und mit der Maßgabe, dass auch mit einer wiederholten – vorbehaltslosen – Zahlung kein Rechtsanspruch für die Zukunft begründet werden soll.

§ 5 Pflichten

(1) Der Arbeitnehmer sind die für ihn geltenden berufsrechtlichen und vertragsärztlichen Vorschriften bekannt. Der Arbeitnehmer ist im Rahmen seiner Tätigkeit für die Praxis des Arbeitgebers verpflichtet, die Bestimmun-

gen der ärztlichen Berufsordnung einzuhalten und die für Vertragsärzte geltenden Pflichten zu beachten.

(2) Der Arbeitnehmer wird der ihm obliegenden Fortbildungsverpflichtung (§ 32b Abs. 2 Satz 4 Ärzte-ZV i. V. m. § 95d Abs. 5 SGB V) erfüllen und die ihm erteilten Fortbildungsnachweise dem Arbeitgeber vorlegen, damit dieser den Fortbildungsnachweis gegenüber der Kassenärztlichen Vereinigung führen kann.

(3) Der Arbeitnehmer ist zur Berufsverschwiegenheit verpflichtet. Er verpflichtet sich, alle Praxisvorgänge sowie den Personenkreis der Patienten, die ihm im Rahmen seiner Tätigkeit zur Kenntnis gelangen, auch nach dem Ausscheiden aus dem Angestelltenverhältnis, geheim zu halten. Ein Bruch der Verschwiegenheitsverpflichtung gilt als eine erhebliche Vertragsverletzung, die den Arbeitgeber zur außerordentlichen Kündigung berechtigt.

(4) Unterlagen, die der Arbeitnehmer im Rahmen seiner Tätigkeit erhält oder erarbeitet, sind alleiniges Eigentum des Arbeitgebers. Sie dürfen nur für Zwecke dieses Arbeitsverhältnisses verwendet werden. Dem Arbeitnehmer ist es auch untersagt, Kopien zu fertigen oder Sicherungskopien auf eigenen Datenträgern vorzunehmen.

(5) Nach Aufforderung durch den Arbeitgeber, spätestens jedoch mit Beendigung des Arbeitsverhältnisses, hat der Arbeitnehmer dem Arbeitgeber sämtliche den Arbeitgeber betreffende Unterlagen (z. B. Patientenbefunde, Krankenakten, Berichte, sonstige Korrespondenz, Notizen), sämtliche Datenträger und Daten sowie alle dem Arbeitnehmer dienstlich überlassenen Gegenstände unverzüglich zurückzugeben. Ein Zurückbehaltungsrecht besteht nicht. Die Rückgabe hat am Sitz des Arbeitgebers zu erfolgen.

§ 6 Verpfändung, Abtretung

Die teilweise oder vollständige Abtretung oder Verpfändung der Vergütung ist ausgeschlossen.

§ 7 Erholungsurlaub

(1) Der Erholungsurlaub des Arbeitnehmers beträgt insgesamt .... Arbeitstage im Kalenderjahr, bezogen auf eine 5-Tage-Woche. Darin enthalten ist der gesetzliche Mindestanspruch auf Erholungsurlaub von 20 Arbeitstagen sowie ein freiwillig gewährter Zusatzurlaub von .... Arbeitstagen. Für den gesetzlichen Mindesterholungsurlaub gelten die Vorschriften des BUrlG in seiner jeweils gültigen Fassung.

(2) Der freiwillig gewährte Zusatzurlaub verfällt spätestens mit Ablauf des Kalenderjahres. Das gilt auch dann, wenn der Arbeitnehmer den Urlaub aus von ihm nicht zu vertretenden Gründen nicht nehmen kann, z. B. weil er bis zum Ablauf des Urlaubsjahres arbeitsunfähig erkrankt ist.

(3) Der Zeitpunkt des Jahresurlaubs wird nach den Wünschen des Arbeitnehmers unter Berücksichtigung der betrieblichen Erfordernisse des Arbeitgebers und den Urlaubswünschen anderer Arbeitnehmer festgelegt.

(4) Mit der Urlaubserteilung erfüllt der Arbeitgeber zunächst den Anspruch des Arbeitnehmers auf den gesetzlichen Mindesterholungsurlaub, dann auf einen etwaigen Anspruch auf gesetzlichen Zusatzurlaub. Erst nach vollständiger Erfüllung des gesetzlichen Urlaubsanspruchs wird der freiwillig gewährte Zusatzurlaub erteilt. Die gleiche Tilgungsreihenfolge gilt auch bei der Abgeltung von Urlaubsansprüchen wegen Beendigung des Arbeitsverhältnisses.

(5) Bei Beginn oder Beendigung des Arbeitsverhältnisses während eines Kalenderjahres wird der freiwillig gewährte Zusatzurlaub für jeden angebrochenen Kalendermonat, in dem das Arbeitsverhältnis nicht besteht, um ein Zwölftel gekürzt.

(6) Für den freiwillig gewährten Zusatzurlaub, entfällt bei Beendigung des Arbeitsverhältnisses eine Urlaubsabgeltung. Dies gilt nicht, wenn das Arbeitsverhältnis aus betriebsbedingten Gründen endet oder der Arbeitnehmer berechtigt ist, das Arbeitsverhältnis aus wichtigem Grund zu beenden.

§ 8 Arbeitsverhinderung, Informationspflicht

Ist der Arbeitnehmer durch Krankheit oder aus sonstigen Gründen an der Arbeitsleistung verhindert, so hat er den Arbeitgeber hierüber unverzüglich, soweit möglich spätestens bis zum jeweiligen Arbeitsbeginn, zumindest telefonisch zu informieren und dabei die Gründe der Verhinderung anzugeben. Bei anstehenden Terminsachen oder besonders dringlich zu erledigende Arbeiten hat der Arbeitnehmer den Arbeitgeber auf diese hinzuweisen.

§ 9 Arbeitsunfähigkeit infolge Krankheit, Fortsetzungserkrankung

(1) Bei Arbeitsunfähigkeit infolge Krankheit hat der Arbeitnehmer ab dem ersten Tag der Arbeitsunfähigkeit eine ärztliche Bescheinigung über die Arbeitsunfähigkeit sowie deren voraussichtliche Dauer vorzulegen.

(2) Dauert die Arbeitsunfähigkeit länger als in der Bescheinigung angegeben, so ist der Arbeitnehmer verpflichtet, unverzüglich, spätestens jedoch am Arbeitstag nach Ablauf der ursprünglichen Bescheinigung, eine neue ärztliche Bescheinigung einzureichen. Die Mitteilungsverpflichtung gegenüber dem Arbeitgeber nach § 8 gilt entsprechend.

(3) Hält sich der Arbeitnehmer bei Beginn der Arbeitsunfähigkeit im Ausland auf, so hat er dem Arbeitgeber die Arbeitsunfähigkeit, deren voraussichtliche Dauer und die Adresse am Aufenthaltsort in der schnellstmöglichen Art der Übermittlung mitzuteilen. Die durch die Mitteilung entstehenden Kosten trägt der Arbeitgeber. Kehrt der arbeitsunfähig erkrankte Arbeitnehmer in das Inland zurück, so ist er verpflichtet, dem Arbeitgeber seine Rückkehr unverzüglich anzuzeigen. Die Pflicht zur Vorlage einer Bescheinigung über die Arbeitsunfähigkeit nach Abs. 2 und 3 bleibt unberührt.

(4) Die Entgeltfortzahlung im Krankheitsfalle richtet sich nach den gesetzlichen Bestimmungen.

§ 10 Pflege eines eigenen Kindes, Sonstige Arbeitsverhinderung

(1) Der Arbeitnehmer hat Anspruch auf unbezahlte Freistellung von der Arbeitsleistung, wenn es nach ärztlichem Zeugnis erforderlich ist, dass er zur Beaufsichtigung, Betreuung oder Pflege seines erkrankten Kindes der Arbeit fern bleibt, eine andere in seinem Haushalt lebende Person das Kind nicht beaufsichtigen, betreuen oder pflegen kann und das Kind das 12. Lebensjahr noch nicht vollendet hat oder behindert und auf Hilfe angewiesen ist. Sofern kein Fall des § 45 Abs. 4 SGB V vorliegt, besteht der Freistellungsanspruch in jedem Kalenderjahr für jedes Kind für bis zu 10 Arbeitstage, für alleinerziehende Arbeitnehmer für bis zu 20 Arbeitstage, längstens jedoch für insgesamt 25 Arbeitstage, bzw. für alleinerziehende Arbeitnehmer für 50 Arbeitstage je Kalenderjahr. Der Anspruch auf Entgeltfortzahlung nach § 616 BGB wird bei Erkrankung eines Kindes ausgeschlossen. Der Arbeitnehmer wird darauf hingewiesen, dass er unter den Voraussetzungen des § 45 SGB V Pflegekrankengeld beanspruchen kann.

(2) Ansprüche auf Entgeltfortzahlung wegen der vorübergehenden Verhinderung aus persönlichen Gründen nach § 616 BGB werden auch im Übrigen ausgeschlossen.

§ 11 Nebentätigkeiten

(1) Jede Nebentätigkeit, sowie die direkte oder indirekte Beteiligung an Einrichtungen der ambulanten oder stationären medizinischen Versorgung, wenn der Arbeitnehmer durch seine Stellung Einfluss auf Einrichtung hat oder Leistungen gegenüber der Einrichtung erbringt, bedürfen der vorherigen schriftlichen Einwilligung des Arbeitgebers. Gleiches gilt für die Fortsetzung entsprechender Nebentätigkeiten, die der Arbeitnehmer bereits vor dem Beginn des Arbeitsverhältnisses ausgeübt hat.

(2) Hat der Arbeitnehmer dem Arbeitgeber schriftlich die beabsichtigte Tätigkeit unter Angabe von Art, Ort und Dauer angezeigt, hat der Arbeitgeber die Einwilligung unverzüglich zu erteilen, wenn eine Beeinträchtigung betrieblicher Interessen des Arbeitgebers nicht zu be-fürchten ist.

(3) Die erteilte Einwilligung kann durch den Arbeitgeber jederzeit widerrufen werden, wenn eine Beeinträchtigung betrieblicher Interessen später eintritt.

10 Anhang: Vertragsmuster

§ 12 Laufzeit, Probezeit und Beendigung des Vertrages, Freistellung

(1) Das Arbeitsverhältnis wird auf unbestimmte Zeit abgeschlossen.

(2) Die ersten sechs Monate gelten als Probezeit. Während dieser Zeit kann das Arbeitsverhältnis beiderseits unter Einhaltung einer Frist von zwei Wochen gekündigt werden.

(3) Nach Ablauf der Probezeit bestimmen sich die Kündigungsfristen nach § 622 BGB. Jede zwingende Verlängerung der Kündigungsfrist zu Gunsten des Arbeitnehmers gilt auch zu Gunsten des Arbeitgebers.

(4) Das Arbeitsverhältnis endet spätestens mit Ablauf des Monats, ab dem der Arbeitnehmer Regelaltersrente oder eine gleichwertige Altersversorgung beanspruchen kann, ohne dass es einer Kündigung bedarf.

(5) Das Arbeitsverhältnis endet ohne Kündigung, wenn die Anstellungsgenehmigung des Zulassungsausschusses endet. Die Beendigung tritt frühestens vier Wochen nach Zugang der Mitteilung der Kassenärztlichen Vereinigung über die Beendigung der Anstellungsgenehmigung ein.

(6) Nach Ausspruch einer Kündigung – gleichgültig, von welcher Seite – ist der Arbeitgeber berechtigt, den Arbeitnehmer unter Fortzahlung der Bezüge von der Arbeitsleistung freizustellen. Die Freistellung erfolgt unter Anrechnung auf den Erholungsurlaub, soweit dem keine schutzwürdigen Belange des Arbeitnehmers entgegenstehen. Auf die nach Anrechnung etwaiger restlicher Urlaubsansprüche fortzuzahlenden Bezüge muss sich der Arbeitnehmer den Wert desjenigen anrechnen lassen, was er infolge des Unterbleibens der Dienstleistung erspart oder durch anderweitige Verwendung seiner Dienste erwirbt oder zu erwerben böswillig unterlässt.

(7) Das Recht zur fristlosen Kündigung aus wichtigem Grund bleibt unberührt.

(8) Die Kündigung muss in schriftlicher Form erklärt werden.

§ 13 Ausschlussfristen

(1) Alle beiderseitigen Ansprüche aus dem Arbeitsverhältnis verfallen, wenn sie nicht innerhalb von 3 Monaten nach Fälligkeit gegenüber der anderen Vertragspartei schriftlich geltend gemacht werden.

(2) Lehnt die Gegenpartei den Anspruch ab oder erklärt sie sich nicht innerhalb von 3 Wochen nach der Geltendmachung des Anspruches, so verfällt dieser, wenn er nicht innerhalb von 3 Monaten nach der Ablehnung oder dem Fristablauf gerichtlich geltend gemacht wird.

(3) Absätze 1 und 2 gelten auch für solche Ansprüche, die mit dem Arbeitsverhältnis in Zusammenhang stehen.

(4) Absätze 1 bis 3 gelten nicht bei vorsätzlicher Pflichtverletzung oder bei Ansprüchen wegen der Verletzung des Lebens, des Körpers oder der Gesundheit.

§ 14 Schlussbestimmungen

(1) Nichtigkeit oder Unwirksamkeit einzelner Bestimmungen dieses Vertrages berühren die Gültigkeit der übrigen Bestimmungen nicht. Sie haben nicht die Nichtigkeit oder Unwirksamkeit des gesamten Vertrages zur Folge. Die unwirksamen oder nichtigen Bestimmungen sind so umzudeuten, dass der mit ihnen beabsichtigte wirtschaftliche Zweck erreicht wird. Ist eine Umdeutung nicht möglich, sind die Vertragsschließenden verpflichtet, eine Vereinbarung zu treffen, die dem wirtschaftlichen Zweck der unwirksamen oder nichtigen Bestimmung möglichst nahe kommt. Gleiches gilt, wenn der Vertrag eine Lücke enthält, die die Vertragsparteien bei deren Kenntnis geregelt hätten.

(2) Änderungen und Ergänzungen dieses Vertrages bedürfen der Schriftform. Im Übrigen kann das Formerfordernis nicht durch mündliche Vereinbarung, konkludentes Verhalten oder stillschweigend außer Kraft gesetzt werden.

10 Anhang: Vertragsmuster

Ort, Datum: ....

....
(Unterschrift Arbeitgeber)

....
Unterschrift Arbeitnehmer

Empfangsbekenntnis

Der Arbeitnehmer bestätigt, eine Originalausfertigung dieses Anstellungsvertrages erhalten zu haben.

Ort, Datum: ....

....
Unterschrift Arbeitnehmer

10.3 Anstellungsvertrag für Arzthelferin[121]

Zwischen

- nachfolgend Arbeitgeber genannt -

und

- nachfolgend Arbeitnehmerin genannt -

wird folgender
Anstellungsvertrag
geschlossen:

§ 1 Beginn des Arbeitsverhältnisses/Tätigkeit

(1) Die Arbeitnehmerin wird in der Praxis des Arbeitgebers als Arzthelferin eingestellt. Die von der Arbeitnehmerin zu erbringenden Leistungen umfassen sowohl die dem Berufsbild der Arzthelferin entsprechenden Tätigkeiten als auch die der Arbeitnehmerin ansonsten vom Arbeitgeber zugewiesenen zumutbaren Arbeiten.

(2) Die Arbeitnehmerin ist verpflichtet, die ihr übertragenen Arbeiten gewissenhaft und unter Berücksichtigung der besonderen Verantwortung der Angehörigen der Heilberufe zu erfüllen. Bei jedweder Unklarheit hat sie den Arbeitgeber zu informieren und um Rat zu fragen. Die Arbeitnehmerin hat zudem jedwede Tätigkeiten in der Praxis zu unterlassen, die ausschließlich durch Ärzte ausgeführt werden dürfen (Arztvorbehalt).

(3) Arbeitsort ist der jeweilige Sitz der Praxis des Arbeitgebers. Dies gilt auch dann, wenn der Arbeitgeber seine Praxis in einem zumutbaren Umfeld (......... km Radius der bisherigen Praxis) verlegt.

(4) Der Arbeitgeber behält sich vor, die Arbeitnehmerin entsprechend seinen Leistungen und Fähigkeiten eine andere, im Interesse des Arbeitgebers

---

[121] Angelehnt an Vertragsmuster aus dem DATEV-Programm Vertragsgestaltung und -management pro Version 1.5

liegende, gleichwertige Tätigkeit zu übertragen, soweit dies unter Berücksichtigung ihrer berechtigten Interessen zumutbar ist.
(5) Das Recht des Arbeitgebers, der Arbeitnehmerin andere Aufgaben zu übertragen bzw. den Arbeitsort zu ändern, bleibt auch dann bestehen, wenn die Arbeitnehmerin über einen längeren Zeitraum eine bestimmte Tätigkeit ausübt oder über einen längeren Zeitraum an einem bestimmten Arbeitsort tätig war.

§ 2 Arbeitszeit

(1) Die wöchentliche Arbeitszeit beträgt ohne Berücksichtigung der Ruhepausen .... Stunden. Beginn und Ende der täglichen Arbeitszeit werden vom Arbeitgeber nach den betrieblichen Erfordernissen festgelegt. Der Arbeitgeber ist berechtigt, die Lage der Arbeitszeit dauerhaft oder im Einzelfall nach billigem Ermessen abweichend anzuordnen.

(2) Die Arbeitnehmerin ist verpflichtet, bei Bedarf auf Anordnung des Arbeitgebers Überstunden innerhalb der gesetzlich zulässigen Grenzen zu leisten. Darüber hinaus ist er zur Nacht-, Schicht-, Samstags-, sowie Sonn- und Feiertagsarbeit verpflichtet.

(3) Die Arbeitnehmerin hat dafür Sorge zu tragen, dass sie pünktlich zu Arbeitsbeginn in einer für die zu leistenden Tätigkeit erforderlichen Dienstkleidung anwesend ist und hat sich in der Praxis auch bis zum Arbeitsende dementsprechend aufzuhalten.

§ 3 Vergütung

(1) Die Arbeitnehmerin erhält eine Vergütung in Höhe von EUR .... brutto monatlich. Die Vergütung ist jeweils am 5. Bankarbeitstag des folgenden Kalendermonats fällig und wird der Arbeitnehmerin unbar auf ein dem Arbeitgeber zu benennendes Girokonto überwiesen.

(2) Geleistete Überstunden werden nach Wahl des Arbeitgebers in Freizeit aus-

geglichen oder auf Grundlage der vereinbarten Stundenvergütung ausbezahlt. Der Ausgleich von Überstunden bzw. die Auszahlung muss bis zum Ablauf des dritten Kalendermonats nach Anfall der Überstunden, bei Auszahlung jedoch spätestens mit der letzten Entgeltabrechnung bei Beendigung des Arbeitsverhältnisses erfolgen.

§ 4 Treueprämie / Rückzahlungsverpflichtung / Freiwilligkeit sonstiger Leistungen

(1) Die Arbeitnehmerin erhält als Sonderzahlung eine jährliche, mit dem Novembergehalt fällige Weihnachtsgratifikation in Höhe eines halben Bruttomonatsgehalts / i. H. v. EUR .... brutto.

(2) Der Anspruch auf Weihnachtsgratifikation besteht nicht, wenn sich das Arbeitsverhältnis im Zeitpunkt der Auszahlung in gekündigtem Zustand befindet. Bei Abschluss eines Aufhebungsvertrages gilt Satz 1 entsprechend.

(3) Die Arbeitnehmerin hat die Weihnachtsgratifikation zurückzuzahlen, wenn das Arbeitsverhältnis bis zum 31.03. des Folgejahres endet.

(4) Die vorstehenden Absätze 2 und 3 gelten nicht, wenn das Arbeitsverhältnis aus Gründen endet, die die Arbeitnehmerin nicht zu vertreten hat, insbesondere aus betriebsbedingten Gründen.

(5) Die Gewährung sonstiger Leistungen oder Sonderzahlungen durch den Arbeitgeber (z. B. Urlaubsgeld, 13. Monatsgehalt, Bonus, etc.) erfolgt stets freiwillig und mit der Maßgabe, dass auch mit einer wiederholten – vorbehaltlosen – Zahlung kein Rechtsanspruch für die Zukunft begründet werden soll.

§ 5 Erholungsurlaub

(1) Der Erholungsurlaub der Arbeitnehmerin beträgt insgesamt ..... Arbeitstage im Kalenderjahr, bezogen auf eine 5-Tage-Woche. Darin enthalten ist der gesetzliche Mindestanspruch auf Erholungsurlaub von 20 Arbeitstagen sowie ein freiwillig gewährter Zusatzurlaub von .... Arbeitstagen. Für den gesetzlichen Mindesterholungsurlaub gelten die Vorschriften des BUrlG in seiner jeweils gültigen Fassung.

(2) Der freiwillig gewährte Zusatzurlaub verfällt spätestens mit Ablauf des Kalenderjahres. Das gilt auch dann, wenn die Arbeitnehmerin den Urlaub aus von ihm nicht zu vertretenden Gründen nicht nehmen kann, z. B. weil er bis zum Ablauf des Urlaubsjahres arbeitsunfähig erkrankt ist.

(3) Der Arbeitgeber kann den freiwillig gewährten Zusatzurlaub in jedem Kalenderjahr für jeden vollen Kalendermonat um ein Zwölftel kürzen, in dem der Arbeitgeber der Arbeitnehmerin kein Arbeitsentgelt oder eine Entgeltersatzleistung (Entgeltfortzahlung bei Krankheit, Mutterschutzlohn, Zuschuss zum Mutterschaftsgeld, etc.) schuldet.

(4) Der Zeitpunkt des Jahresurlaubs wird nach den Wünschen der Arbeitnehmerin unter Berücksichtigung der betrieblichen Erfordernisse des Arbeitgebers und den Urlaubswünschen anderer Arbeitnehmer festgelegt.

(5) Mit der Urlaubserteilung erfüllt der Arbeitgeber zunächst den Anspruch der Arbeitnehmerin auf den gesetzlichen Mindesterholungsurlaub, dann auf einen etwaigen Anspruch auf gesetzlichen Zusatzurlaub. Erst nach vollständiger Erfüllung des gesetzlichen Urlaubsanspruchs wird der freiwillig gewährte Zusatzurlaub erteilt. Die gleiche Tilgungsreihenfolge gilt auch bei der Abgeltung von Urlaubsansprüchen wegen Beendigung des Arbeitsverhältnisses.

(6) Bei Beginn oder Beendigung des Arbeitsverhältnisses während eines Kalenderjahres wird der freiwillig gewährte Zusatzurlaub für jeden angebrochenen Kalendermonat, in dem das Arbeitsverhältnis nicht besteht, um ein Zwölftel gekürzt.

(7) Für den freiwillig gewährten Zusatzurlaub, entfällt bei Beendigung des Arbeitsverhältnisses eine Urlaubsabgeltung. Dies gilt nicht, wenn das Arbeitsverhältnis aus betriebsbedingten Gründen endet oder die Arbeitnehmerin berechtigt ist, das Arbeitsverhältnis aus wichtigem Grund zu beenden.

§ 6 Arbeitsverhinderung, Informationspflicht

Ist die Arbeitnehmerin durch Krankheit oder aus sonstigen Gründen an der Arbeitsleistung verhindert, so hat er den Arbeitgeber hierüber unverzüglich, soweit möglich spätestens bis zum jeweiligen Arbeitsbeginn, zumindest telefonisch zu informieren und dabei die Gründe der Verhinderung anzugeben.

§ 7 Arbeitsunfähigkeit infolge Krankheit, Fortsetzungserkrankung

(1) Bei Arbeitsunfähigkeit infolge Krankheit hat die Arbeitnehmerin ab dem ersten Tag der Arbeitsunfähigkeit eine ärztliche Bescheinigung über die Arbeitsunfähigkeit sowie deren voraussichtliche Dauer vorzulegen.

(2) Dauert die Arbeitsunfähigkeit länger als in der Bescheinigung angegeben, so ist die Arbeitnehmerin verpflichtet, unverzüglich, spätestens jedoch am Arbeitstag nach Ablauf der ursprünglichen Bescheinigung, eine neue ärztliche Bescheinigung einzureichen.

(3) Hält sich die Arbeitnehmerin bei Beginn der Arbeitsunfähigkeit im Ausland auf, so hat er dem Arbeitgeber die Arbeitsunfähigkeit, deren voraussichtliche Dauer und die Adresse am Aufenthaltsort in der schnellstmöglichen Art der Übermittlung mitzuteilen. Die durch die Mitteilung entstehenden Kosten trägt der Arbeitgeber. Kehrt die arbeitsunfähig erkrankte Arbeitnehmerin in das Inland zurück, so ist sie verpflichtet, dem Arbeitgeber ihre Rückkehr unverzüglich anzuzeigen. Die Pflicht zur Vorlage einer Bescheinigung über die Arbeitsunfähigkeit nach Abs. 2 und 3 bleibt unberührt.

(4) Die Entgeltfortzahlung im Krankheitsfalle richtet sich nach den gesetzlichen Bestimmungen.

§ 8 Nebentätigkeiten

(1) Jede Nebentätigkeit, auch die tätige Beteiligung sowie die direkte oder indirekte Beteiligung an Unternehmen, wenn die Arbeitnehmerin durch ihre Stellung oder Tätigkeit Einfluss auf das Unternehmen hat, die Mitgliedschaft in Organen anderer Gesellschaften sowie ehrenamtliche Tätigkeiten durch die Arbeitnehmerin bedürfen der vorherigen schriftlichen Einwilligung des Arbeitgebers. Gleiches gilt für die Fortsetzung entsprechender Nebentätigkeiten, die die Arbeitnehmerin bereits vor dem Beginn des Arbeitsverhältnisses ausgeübt hat.

(2) Hat die Arbeitnehmerin dem Arbeitgeber schriftlich die beabsichtigte Tätigkeit unter Angabe von Art, Ort und Dauer angezeigt, hat der Arbeitgeber die Einwilligung unverzüglich zu erteilen, wenn eine Beeinträchtigung betrieblicher Interessen des Arbeitgebers nicht zu befürchten ist.

(3) Die erteilte Einwilligung kann durch den Arbeitgeber jederzeit widerrufen werden, wenn eine Beeinträchtigung betrieblicher Interessen später eintritt.

§ 9 Verschwiegenheitspflicht / Rückgabe von Unterlagen

(1) Die Arbeitnehmerin hat über alle geschäftlichen und betrieblichen Angelegenheiten des Arbeitgebers sowohl gegenüber Außenstehenden als auch gegenüber anderen Arbeitnehmern, die nicht mit dem betreffenden Sachgebiet unmittelbar befasst sind, Stillschweigen zu bewahren, soweit diese nicht allgemein bekannt sind. Die Weitergabe von Unterlagen, gleich, ob auszugsweise oder vollständig, im Original, in Kopie oder auf Datenträgern, ist der Arbeitnehmerin untersagt. Zu diesen Tatsachen gehören insbesondere neben der Tatsache, dass eine bestimmte Person überhaupt Patient der Praxis ist, dessen persönliche Daten, Tatsachen aus dessen Lebensumfeld, die Erkrankungen des Patienten, die Behandlung des Patienten, dessen finanzielle Situation sowie sonstige Dinge, die der Patient der Arbeitnehmerin in deren Eigenschaft als Arzthelferin zur Kenntnis bringt. Die vorstehenden Verpflichtungen gelten auch nach Beendigung des Arbeitsverhältnisses unbefristet fort. Die Arbeitnehmerin wird darauf

hingewiesen, dass ein Verstoß gegen die Verschwiegenheitspflicht auch unter empfindliche Strafen gestellt ist, wobei insbesondere auf die Vorschrift des § 203 StGB hingewiesen wird.

(3) Unterlagen, die die Arbeitnehmerin im Rahmen ihrer Tätigkeit erhält oder erarbeitet, sind alleiniges Eigentum des Arbeitgebers. Sie dürfen nur für Zwecke dieses Arbeitsverhältnisses verwendet werden. Dem Arbeitnehmer ist es auch untersagt, Kopien zu fertigen oder Sicherungskopien auf eigenen Datenträgern vorzunehmen.

(4) Nach Aufforderung durch den Arbeitgeber, spätestens jedoch mit Beendigung des Arbeitsverhältnisses, hat die Arbeitnehmerin dem Arbeitgeber sämtliche den Arbeitgeber betreffende Unterlagen (z. B. Protokolle, Arztberichte, sonstige Korrespondenz, Notizen), sämtliche Datenträger und Daten sowie alle der Arbeitnehmerin dienstlich überlassenen Gegenstände unverzüglich zurückzugeben. Ein Zurückbehaltungsrecht besteht nicht. Die Rückgabe hat am Sitz des Arbeitgebers zu erfolgen.

§ 10 Laufzeit, Probezeit und Beendigung des Vertrages, Freistellung

(1) Das Arbeitsverhältnis wird auf unbestimmte Zeit abgeschlossen.

(2) Die ersten sechs Monate gelten als Probezeit. Während dieser Zeit kann das Arbeitsverhältnis beiderseits unter Einhaltung einer Frist von zwei Wochen gekündigt werden.

(3) Nach Ablauf der Probezeit bestimmen sich die Kündigungsfristen nach § 622 BGB. Jede zwingende Verlängerung der Kündigungsfrist zu Gunsten der Arbeitnehmerin gilt auch zu Gunsten des Arbeitgebers.

(4) Das Arbeitsverhältnis endet spätestens mit Ablauf des Monats, ab dem die Arbeitnehmerin Regelaltersrente oder eine gleichwertige Altersversorgung beanspruchen kann, ohne dass es einer Kündigung bedarf.

(5) Der Arbeitsvertrag endet auch mit Ablauf des Monats, in dem ein Bescheid des zuständigen Sozialversicherungsträgers zugestellt wird, mit dem eine volle oder teilweise Erwerbsminderung der Arbeitnehmerin feststellt wird, bei späterem Beginn des entsprechenden Rentenbezugs jedoch erst mit Ablauf des dem Rentenbeginn vorhergehenden Tages. Das Arbeitsverhältnis endet jedoch frühestens zwei Wochen nach Zugang einer schriftlichen Unterrichtung der Arbeitnehmerin durch den Arbeitgeber über den Eintritt der auflösenden Bedingung. Die Arbeitnehmerin hat den Arbeitgeber von der Zustellung des Rentenbescheids unverzüglich zu unterrichten. Das Arbeitsverhältnis endet bei der Feststellung einer Rente wegen teilweiser Erwerbsminderung nicht, wenn die Arbeitnehmerin nach seinem vom Rentenversicherungsträger festgestellten Leistungsvermögen die nach § 1 Abs. 1 geschuldete Arbeitsleistung weiterhin erbringen kann oder ein leidensgerechter Arbeitsplatz zur Verfügung steht und die Arbeitnehmerin die Fortsetzung des Arbeitsverhältnisses vom Arbeitgeber innerhalb von zwei Wochen nach Zustellung des Rentenbescheids schriftlich verlangt.

(6) Liegt im Zeitpunkt der Beendigung des Arbeitsverhältnisses nach Abs. 5 eine nach Maßgabe von § 92 SGB IX notwendige Zustimmung des Integrationsamtes noch nicht vor, endet das Arbeitsverhältnis mit der Zustellung des Zustimmungsbescheids.

(7) Wird der Arbeitnehmerin nur eine Rente wegen voller oder teilweiser Erwerbsminderung auf Zeit gewährt, so ruht das Arbeitsverhältnis für den Bewilligungszeitraum dieser Rente, längstens jedoch bis zu seiner Beendigung nach Abs. 5 und 6.

(8) Nach Ausspruch einer Kündigung – gleichgültig, von welcher Seite – ist der Arbeitgeber berechtigt, die Arbeitnehmerin unter Fortzahlung der Bezüge von der Arbeitsleistung freizustellen. Die Freistellung erfolgt unter Anrechnung auf den Erholungsurlaub, soweit dem keine schutzwürdigen Belange der Arbeitnehmerin entgegenstehen. Auf die nach Anrechnung etwaiger restlicher Urlaubsansprüche fortzuzahlenden Bezüge muss sich die Arbeitnehmerin den Wert desjenigen anrechnen lassen, was er infolge des Unterbleibens der Dienstleistung erspart oder durch anderweitige Verwendung seiner Dienste erwirbt oder zu erwerben böswillig unterlässt.

§ 11 Sonstige Fälle der Vertragsstrafe

(1) Nimmt die Arbeitnehmerin die Arbeit nicht oder verspätet auf, löst sie das Arbeitsverhältnis ohne Einhaltung der maßgeblichen Kündigungsfristen auf, ohne dass hierfür ein wichtiger Grund vorliegt oder verweigert sie endgültig oder vorübergehend die Arbeit, hat die Arbeitnehmerin eine Vertragsstrafe zu bezahlen.

(2) Die Arbeitnehmerin hat ferner eine Vertragsstrafe zu bezahlen, wenn er gegen die Zustimmungsverpflichtung aus § 8 Abs. 1 (Nebentätigkeit) oder gegen die Verschwiegenheitspflicht nach § 9 verstößt.

(3) Als Vertragsstrafe wird für den Fall der verspäteten oder Nicht-Aufnahme der Arbeit sowie der endgültigen oder vorübergehenden Arbeitsverweigerung ein Betrag in Höhe eines Zwanzigstels eines Bruttomonatsentgelts nach § 3 Abs. 1 für jeden Tag der Zuwiderhandlung vereinbart, höchstens jedoch der Betrag, der dem Arbeitsentgelt nach § 3 Abs. 1 bis zum Ablauf der ordentlichen Kündigungsfrist seit dem ersten Verstoß entspricht.

(4) Im Übrigen beträgt die Vertragsstrafe für jeden einzelnen Fall der Zuwiderhandlung ein Bruttomonatsgehalt nach § 3 Abs. 1. Im Falle eines Dauerverstoßes ist die Vertragsstrafe in Höhe eines Bruttomonatsgehalts nach § 3 Abs. 1 für jeden angefangenen Monat in dem der Dauerverstoß anhält, zu errichten.

(5) Die Verwirkung der Vertragsstrafe ist ausgeschlossen, soweit beim Arbeitnehmer kein Verschulden vorliegt.

(6) Die Geltendmachung eines weitergehenden Schadens bleibt dem Arbeitgeber vorbehalten.

§ 12 Ausschlussfristen

(1) Alle beiderseitigen Ansprüche aus dem Arbeitsverhältnis verfallen, wenn sie nicht innerhalb von 3 Monaten nach Fälligkeit gegenüber der anderen Vertragspartei schriftlich geltend gemacht werden.

(2) Lehnt die Gegenpartei den Anspruch ab oder erklärt sie sich nicht innerhalb von 3 Wochen nach der Geltendmachung des Anspruches, so verfällt dieser, wenn er nicht innerhalb von 3 Monaten nach der Ablehnung oder dem Fristablauf gerichtlich geltend gemacht wird.

(3) Absätze 1 und 2 gelten auch für solche Ansprüche, die mit dem Arbeitsverhältnis in Zusammenhang stehen.

(4) Absätze 1 bis 3 gelten nicht bei vorsätzlicher Pflichtverletzung oder bei Ansprüchen wegen der Verletzung des Lebens, des Körpers oder der Gesundheit.

§ 13 Schlussbestimmungen

(1) Nichtigkeit oder Unwirksamkeit einzelner Bestimmungen dieses Vertrages berühren die Gültigkeit der übrigen Bestimmungen nicht. Sie haben nicht die Nichtigkeit oder Unwirksamkeit des gesamten Vertrages zur Folge. Die unwirksamen oder nichtigen Bestimmungen sind so umzudeuten, dass der mit ihnen beabsichtigte wirtschaftliche Zweck erreicht wird. Ist eine Umdeutung nicht möglich, sind die Vertragsschließenden verpflichtet, eine Vereinbarung zu treffen, die dem wirtschaftlichen Zweck der unwirksamen oder nichtigen Bestimmung möglichst nahe kommt. Gleiches gilt, wenn der Vertrag eine Lücke enthält, die die Vertragsparteien bei deren Kenntnis geregelt hätten.

10 Anhang: Vertragsmuster

_____ , den _____

_____   _____

(Unterschrift, Arbeitgeber)   (Arbeitnehmerin)

§ 14 Empfangsbekenntnis

Die Arbeitnehmerin bestätigt, eine Originalausfertigung dieses Anstellungsvertrages erhalten zu haben.

_____ , den _____

_____

(Arbeitnehmerin)

Stichwortverzeichnis

A

Abgrenzung der Honoraransprüche 61
Abwerbung von Mitarbeitern 98
Allgemeiner Kündigungsschutz 96
Anästhesiologie 13
angestellter Vertragsarzt 51
Angiologie 15
Annuitätendarlehen 36
Aufhebungsvertrag 95
Augenheilkunde 13
Ausschreibung des Vertragsarztsitzes 48
Ausschreibungsantrag 47

B

Beendigung einer BAG 76
Belegarzttätigkeit 78
Bemessung der Vorauszahlungen 85
Berufsausübungsgemeinschaft 74
Berufshaftpflichtversicherung 101
Berufsunfähigkeitsversicherung 102
Berufsverschwiegenheit 63
Betriebsausfallversicherung 103
Betriebsübergang 96
Betriebsunterbrechungsversicherung 103
betriebswirtschaftliche Auswertung 82
Bewertung 23
Bewertung des Patientenstamms 28
Bundesagentur für Arbeit 40

C

Chirurgie 14

D

Dermatologie 14

Stichwortverzeichnis

E

Eingeschränkte Zulassung 51
Eingliederungszuschuss 41
Einkommen der Hausärzte 12
Einkommensteuer 85
Eintritt in eine bestehende BAG 75
Einzelpraxis 12 73
Elektronikversicherung 103
Endfälliges Darlehen 36

F

Fachärzte 12
Fälligkeit 61
Finanzbuchhaltung 82
Finanzierungsformen 35
Förderbanken der Bundesländer 39
Förderprogramme zur Verbesserung der ärztlichen Versorgung 41
Fortführungsfähige Praxis 46

G

Gastroenterologie 15
Gesamtkosten 84
Gesetzliche Unfallversicherung 102
Gewerbesteuer 90
Gründung einer BAG 75
Gründungszuschuss 40
Gynäkologie 14

H

Haftungsfragen 68
Hals-Nasen-Ohren-Heilkunde 14
Hämatologie 15
Hausärzte 12

I

Inhalt eines Praxiskaufvertrages 60

J

Job-Sharing 51
Jugendmedizin 17
Jugendpsychiatrie 17
Jugendpsychotherapie 17

K

Kardiologie 16
Kaufgegenstand 60
Kaufpreisfinanzierung 35
Kindermedizin 17
Kinderpsychiatrie 17
Kinderpsychotherapie 17
Konkurrenzschutzklausel 62
Konkurrenzschutzklauseln 97
Konsiliararzttätigkeit 78
Krankenversicherung 101
Kreditanstalt für Wiederaufbau 39
Kündigung 95
Kündigungsschutz 96

L

Leasing 42
Lohnbuchführung 83

M

Medizinisches Versorgungszentrum 77
Mietaufwand 13
MVZ 77

N

Nachbesetzungsverfahren 45
Nervenheilkunde 17
Neurologie 18

O

Öffentliche Förderung 39
Onkologie 15
Orthopädie 18

Stichwortverzeichnis

P

Patientendatei 63
Patientenstamm 26
Patientenstamms 86
Personalkosten 13
Pneumologie 16
Praxisgemeinschaft 73 89
Praxisinventarversicherung 103
Praxiskaufpreis 61
Praxiskaufvertrag 60 107
Praxismietvertrag 67'
Praxisnachfolger 45
Praxiswertermittlung 30
Praxiswertgutachten 29
Psychiatrie 18
Psychosomatische Medizin und Psychotherapie 19
Psychotherapie 19

R

Radiologie 19
Rheumatologie 16
Rücktritt vom Vertrag 66

S

Sachwert der Praxis 25
Salvatorische Klausel 69
Schriftformerfordernis 58
Sonderkündigungsschutz 97
Steuerberater 81
Steuererklärungen 83
Steuerliche Abschreibung 86
Steuerliche Abschreibung der vertragsärztlichen Zulassung 86
Steuerliche Gewinnermittlung 83

T

Tilgungsdarlehen 35

U

Umsatzsteuer 88
Urologie 20

V

vertragsärztlichen Zulassung 45
Vertragsarztsitz 48
Vorvertrag 57
Vorvertragliche Bindung 57

W

Weitere Bewertungsmethoden 31
Widerspruch 50
Work-Life-Balance 11

Z

zukünftige Erträge 24
Zulassungsausschuss der kassenärztlichen Vereinigung 45
Zulassungsausschusses 49
Zuschüsse 40